長生きしたければ ひじ下 ひざ下を押しなさい

Sumiko Shimada
島田淑子 著
Tsutomu Shimada
島田 力 監修

ビジネス社

健康と長生きのカギは「ひじ下」「ひざ下」にあった！

ちょっとした不調は、「それほど悪いわけでもないから」「ガマンできないほどではないし」と、放っておきがちです。けれど、それが思わぬ病気につながることも。日頃から、気になる箇所を押して、疲れや痛みを解消しましょう。それこそが長生きの秘訣です。

太淵《たいえん》
肺と関係がある

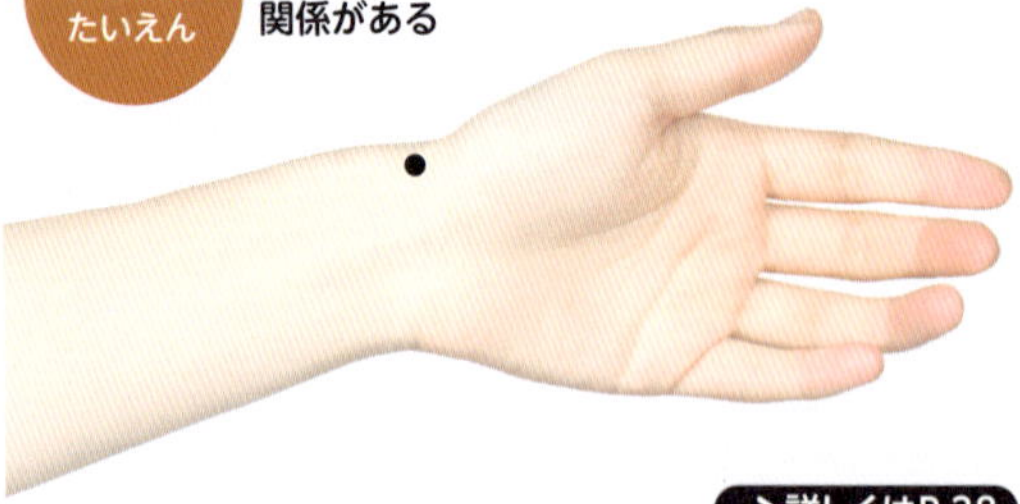

→詳しくはP.38

合谷《ごうこく》
大腸と関係がある

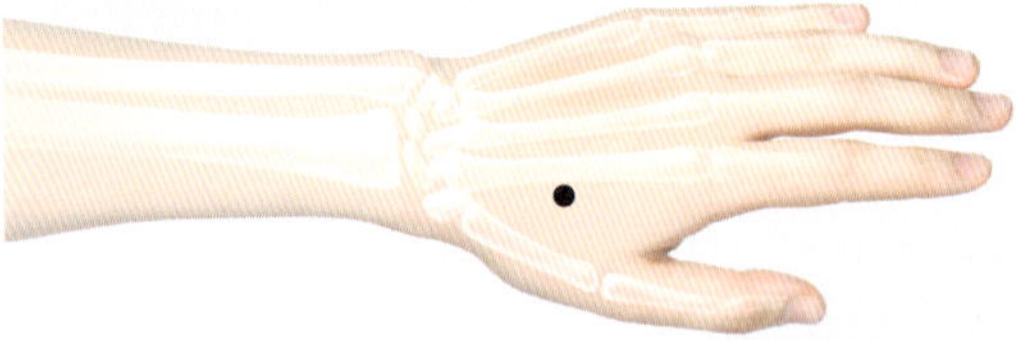

→詳しくはP.39

衝陽《しょうよう》
胃と関係がある

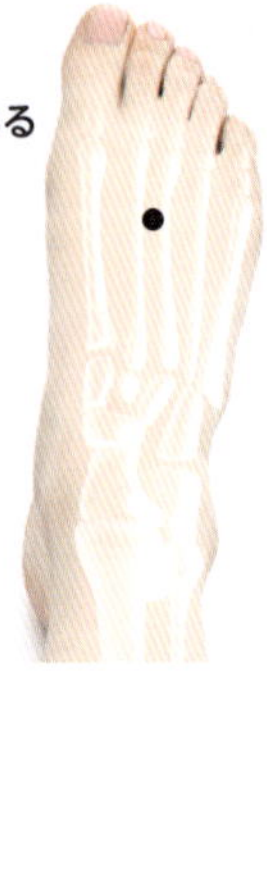

→詳しくはP.40

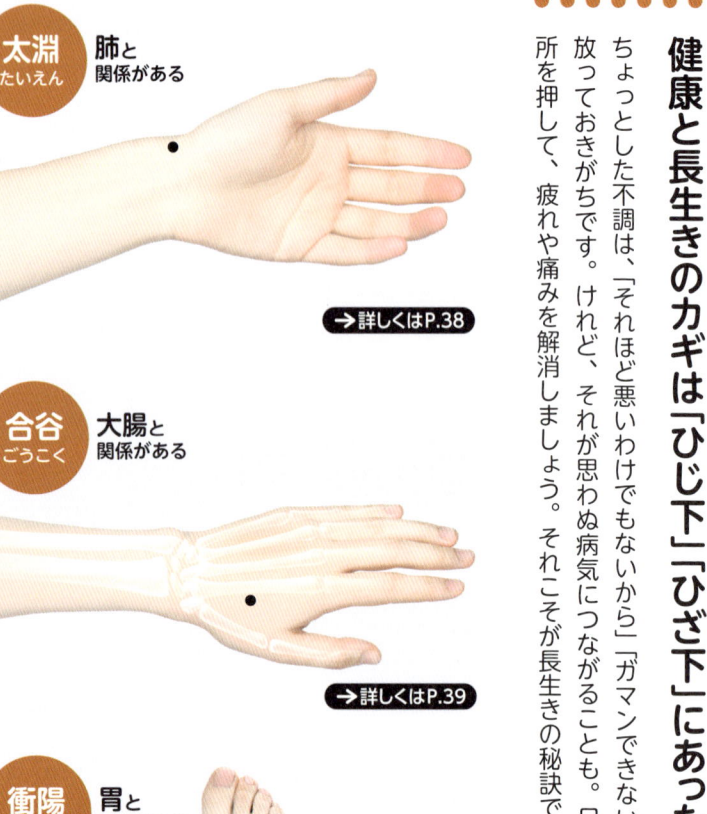

太白《たいはく》

脾と関係がある

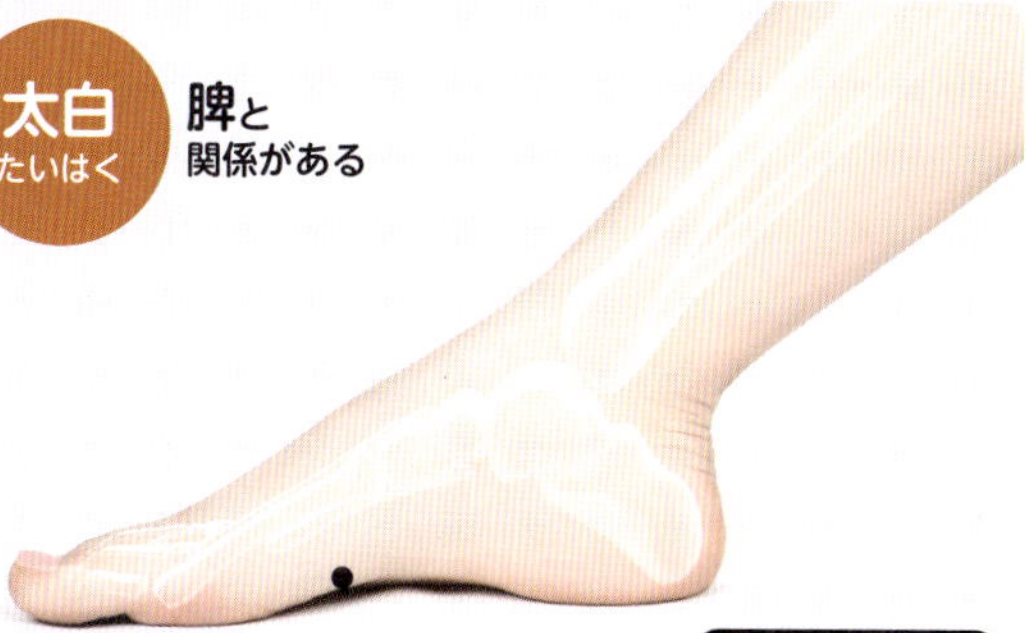

→詳しくはP.41

神門《しんもん》

心と関係がある

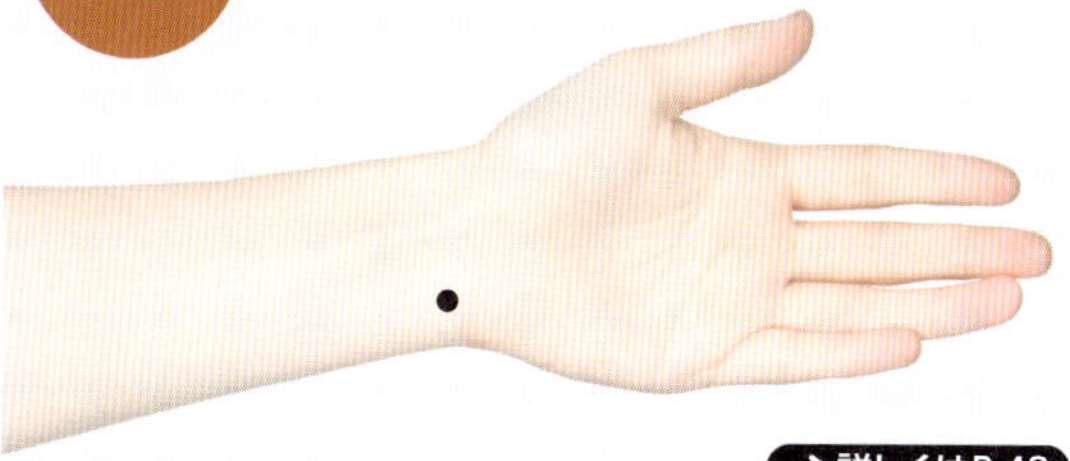

→詳しくはP.42

腕骨《わんこつ》

小腸と関係がある

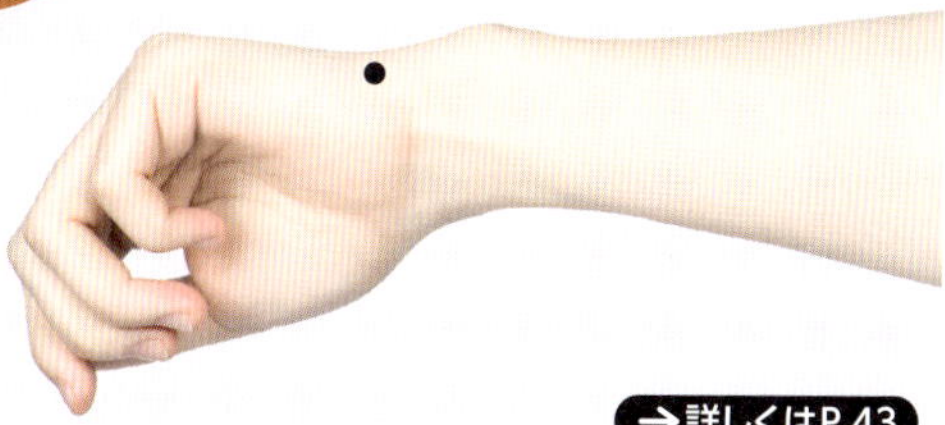

→詳しくはP.43

京骨《けいこつ》 膀胱と関係がある

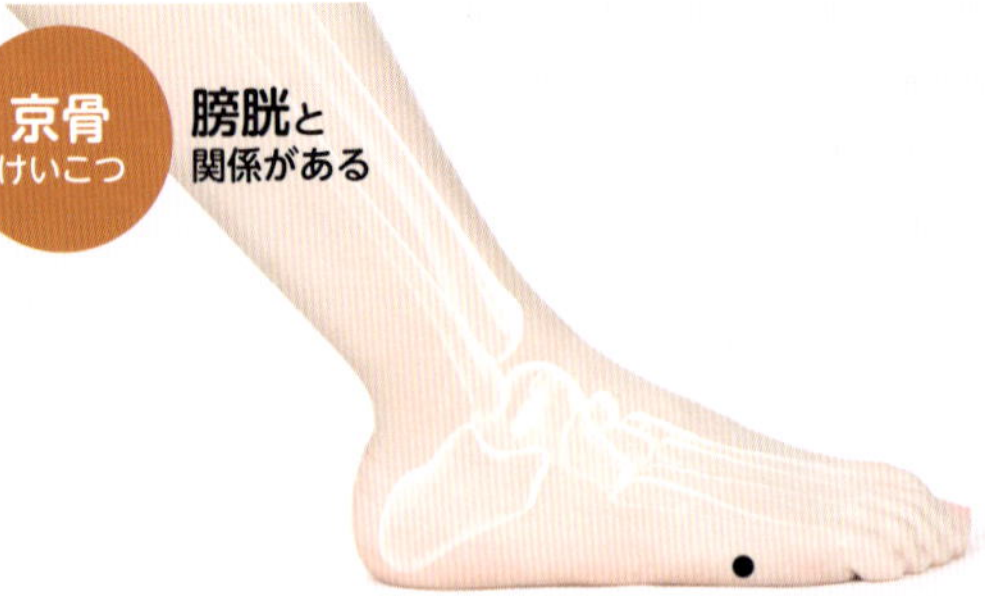

→詳しくはP.44

太渓《たいけい》 腎と関係がある

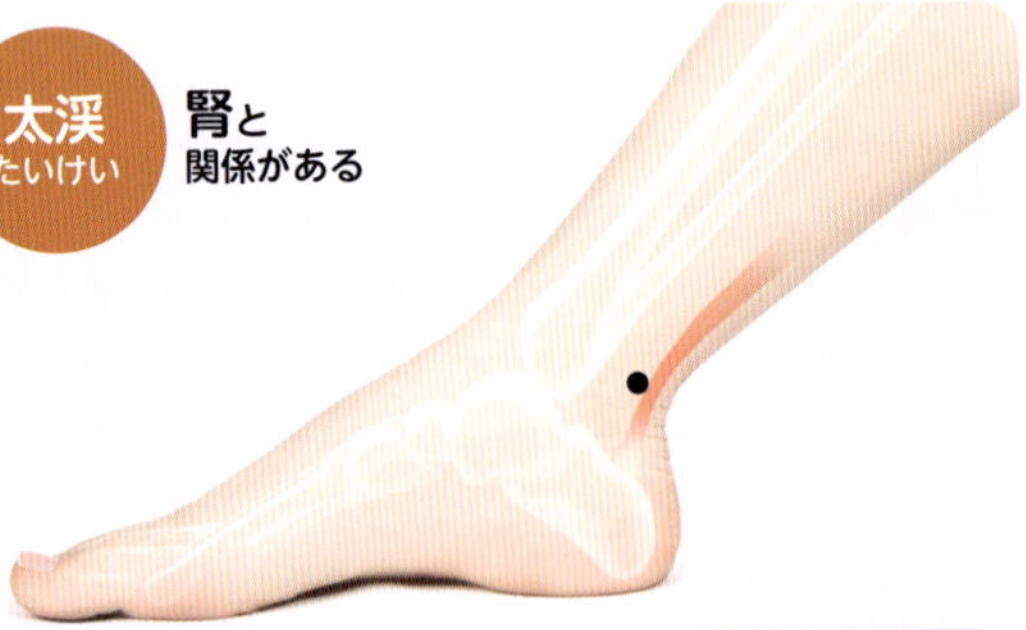

→詳しくはP.45

大陵《だいりょう》 心包と関係がある

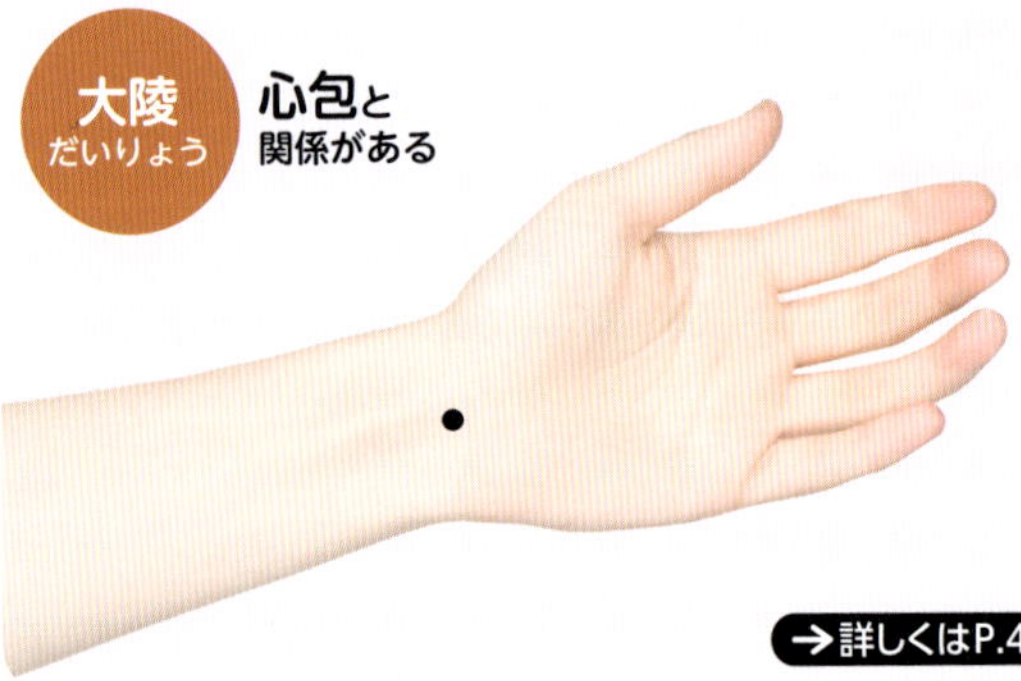

→詳しくはP.46

陽池《ようち》

三焦と関係がある

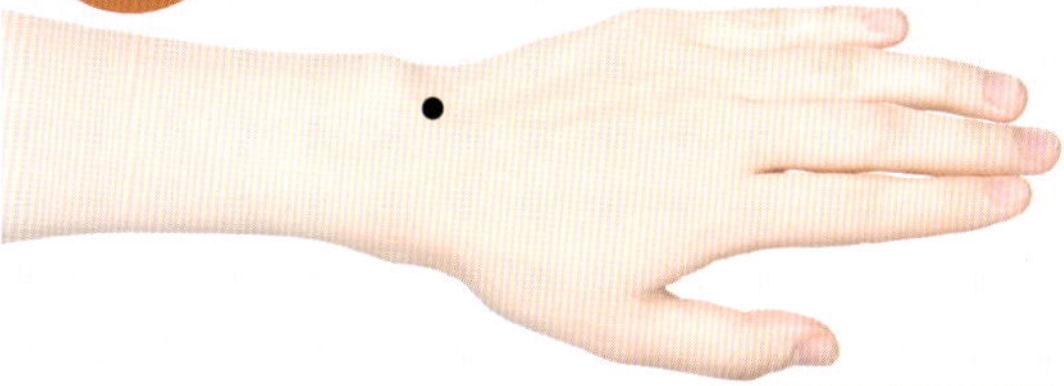

→詳しくはP.47

丘墟《きゅうきょ》

胆と関係がある

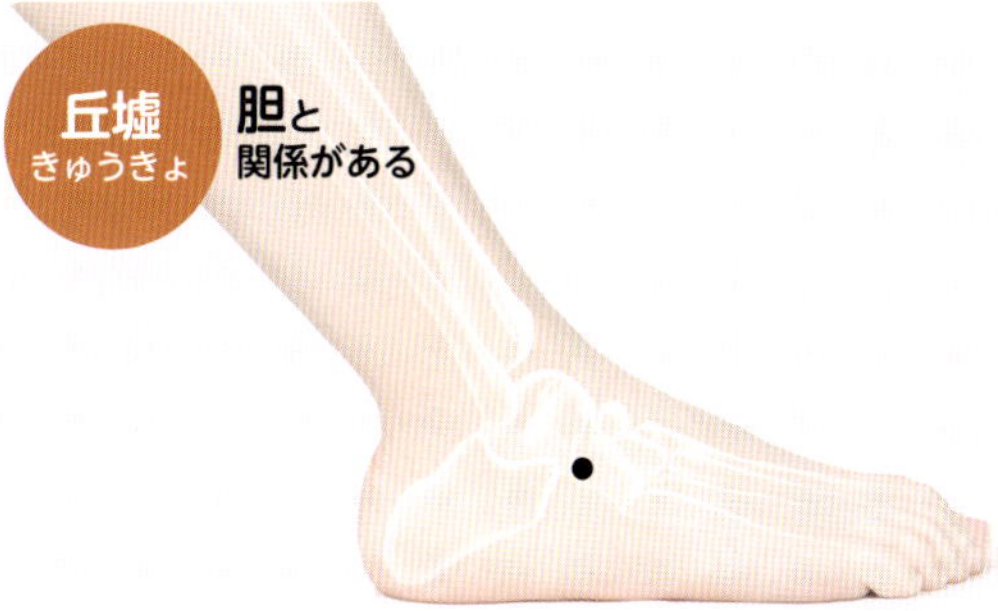

→詳しくはP.48

太衝《たいしょう》

肝と関係がある

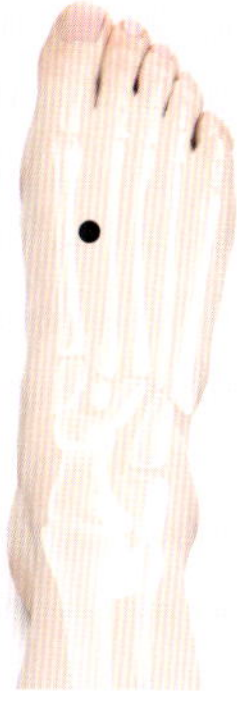

→詳しくはP.49

「気」の流れるルートを知りましょう

不調があると、該当するツボのまわりがこり固まったり、経脈の流れが滞ったりします。体調に合わせて、気になるツボを押し、経脈の流れもよくすると効果も倍増！

＊―（実線）は身体の表面にあるツボを結んだライン、…（破線）は体内の経脈の流れです。

手の太陰肺経《たいいんはいけい》

肺に関係
呼吸器系を担当

→詳しくはP.52

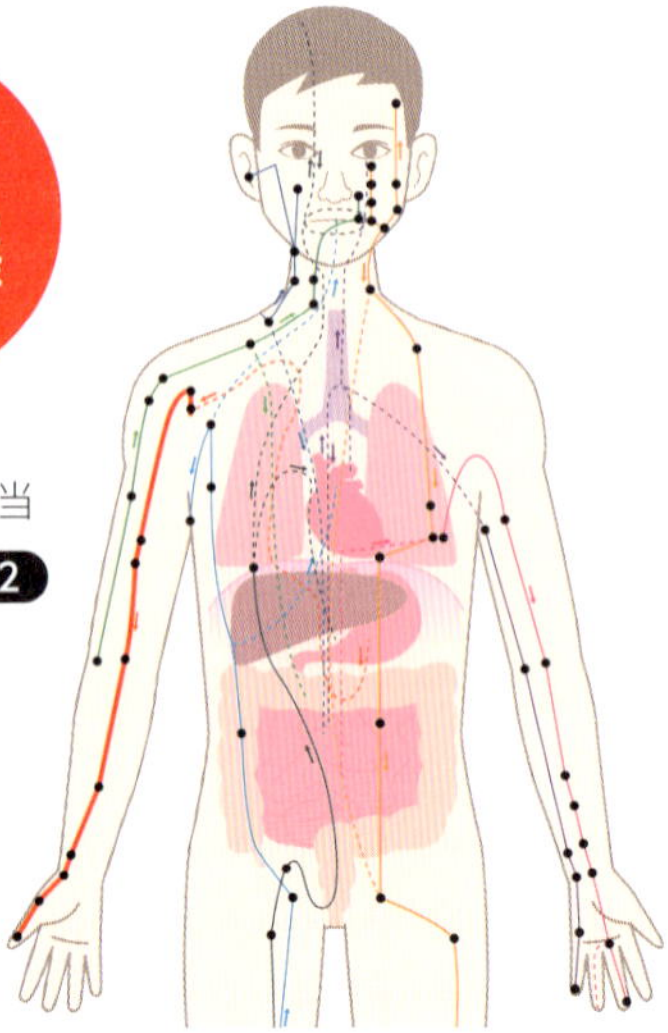

手の陽明大腸経《ようめいだいちょうけい》

大腸に関係
水分の吸収・排便を担当

→詳しくはP.53

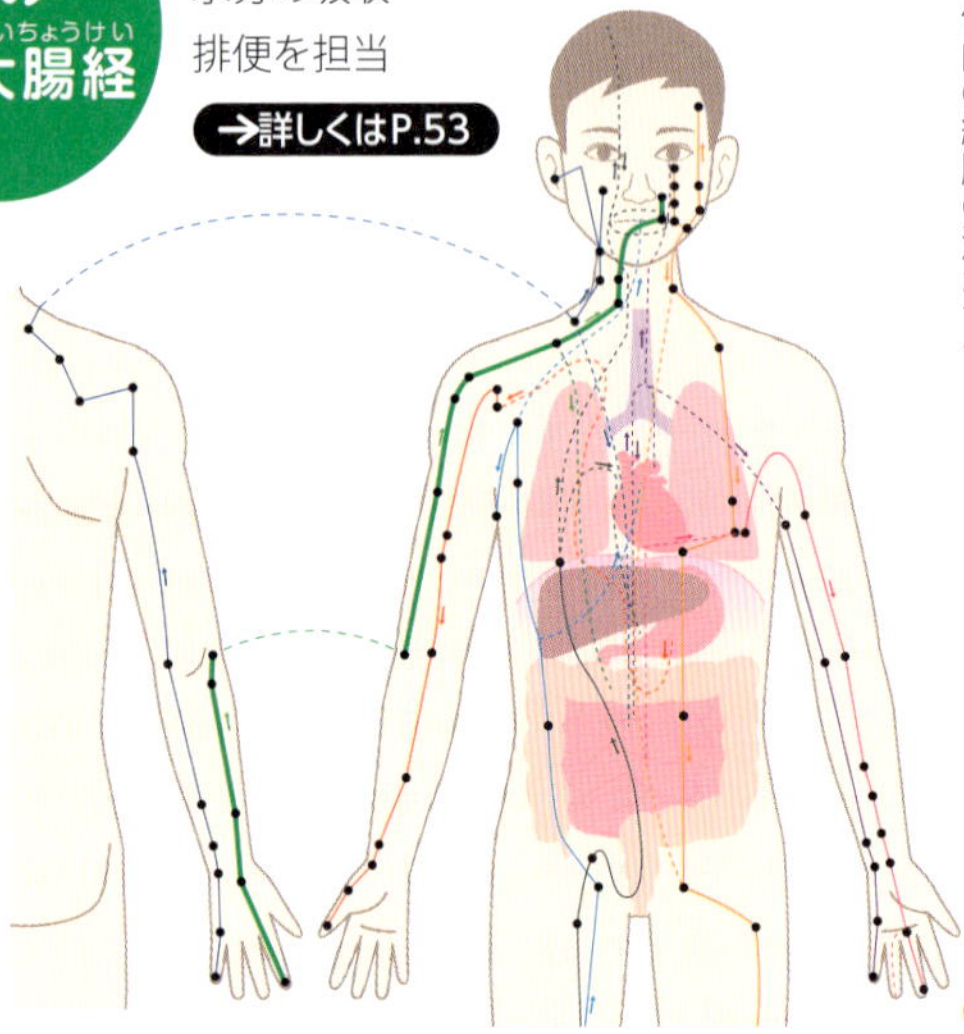

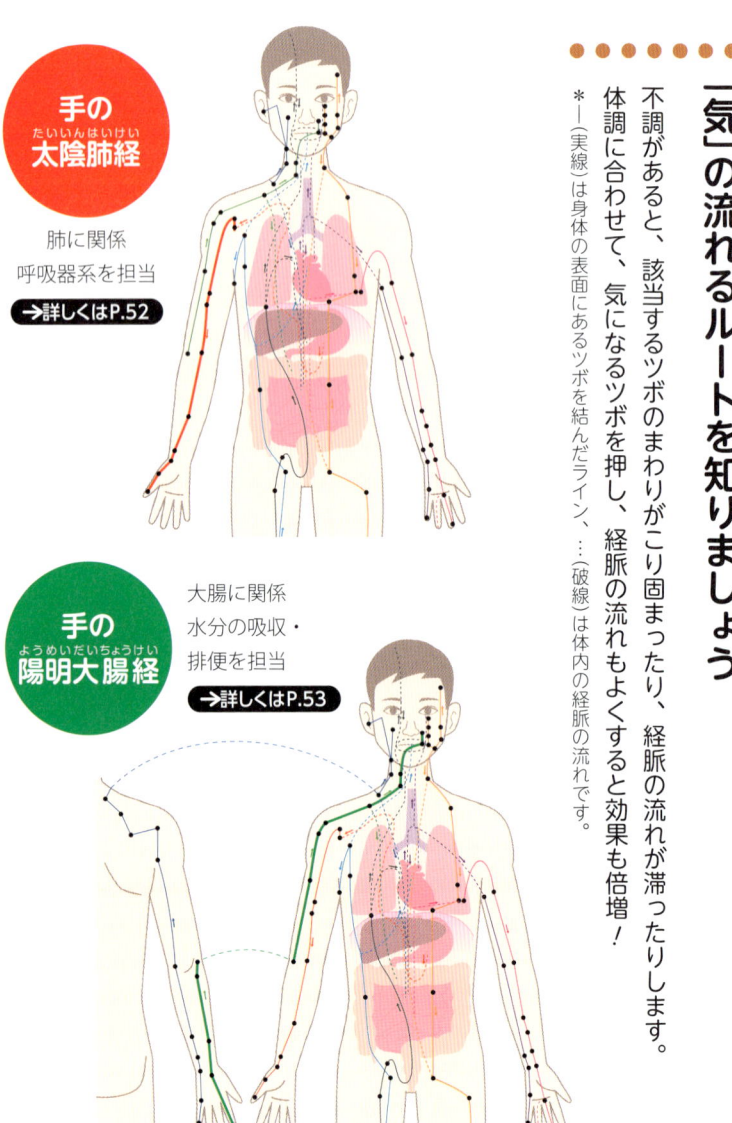

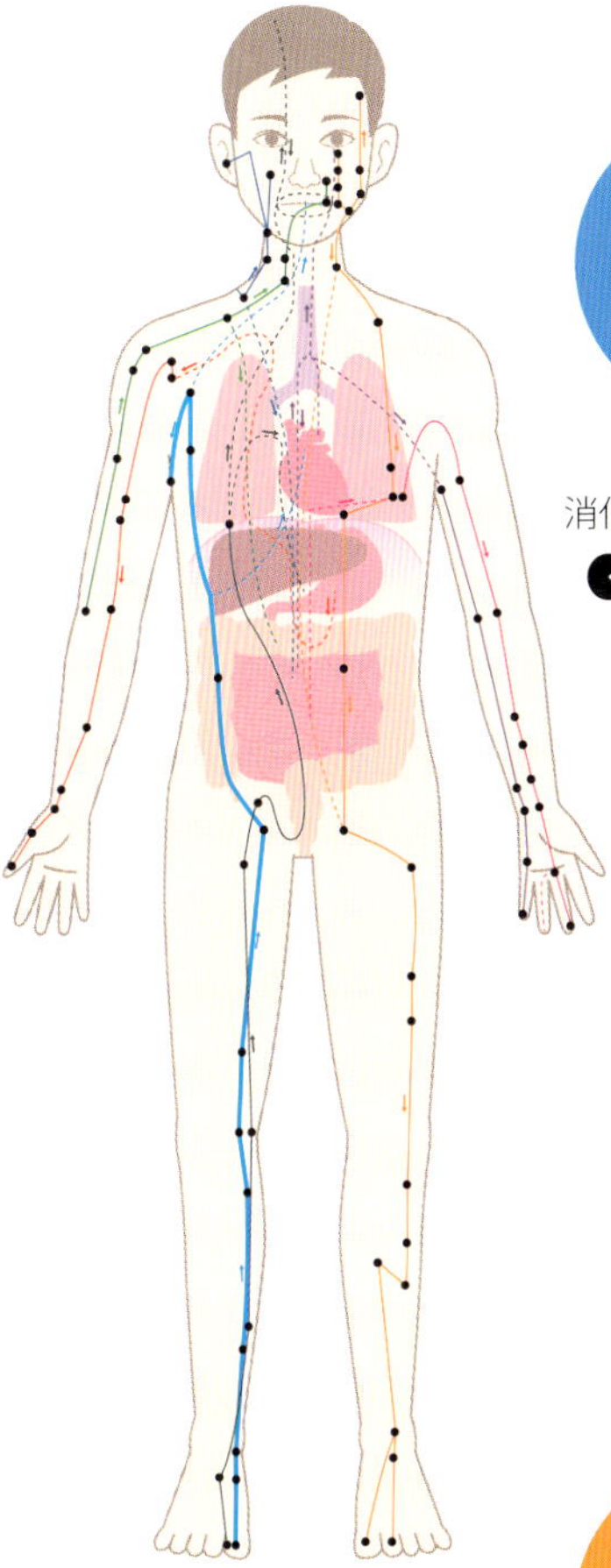

足の 太陰脾経《たいいんひけい》

脾に関係

消化器系全般を担当

→詳しくはP.55

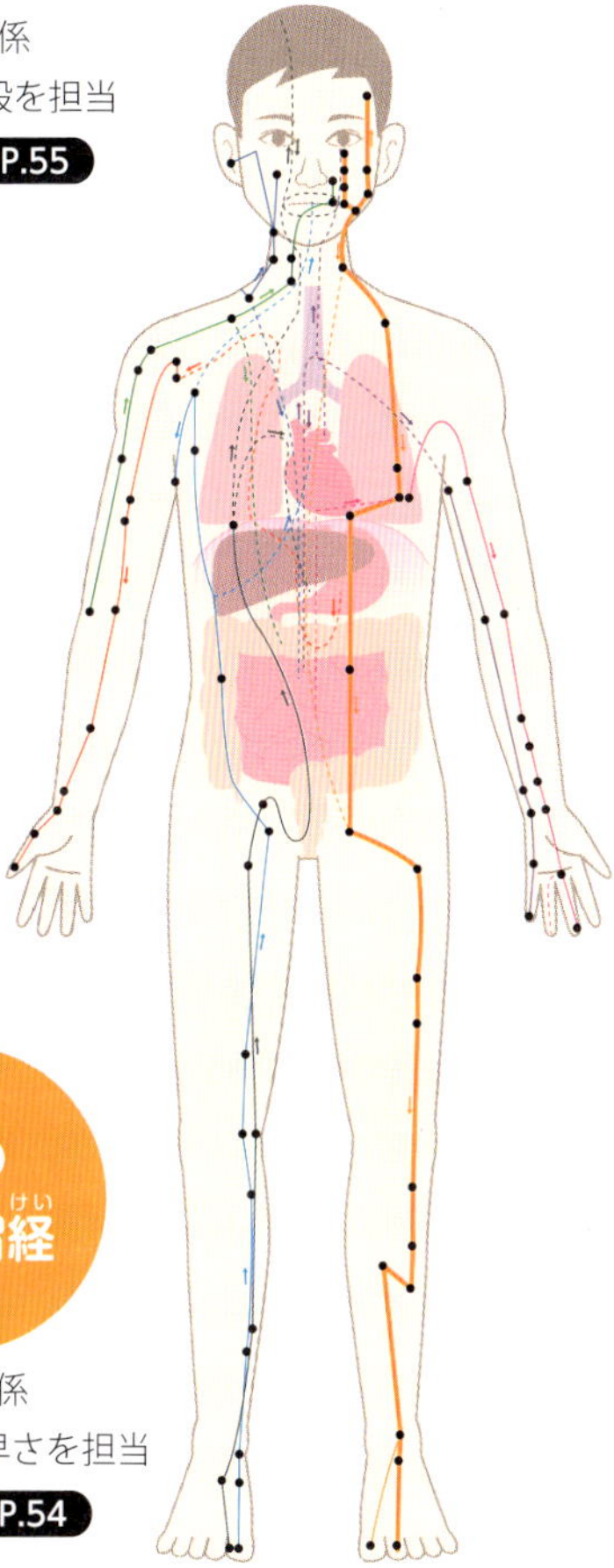

足の 陽明胃経《ようめいいけい》

胃に関係

病気の治りの早さを担当

→詳しくはP.54

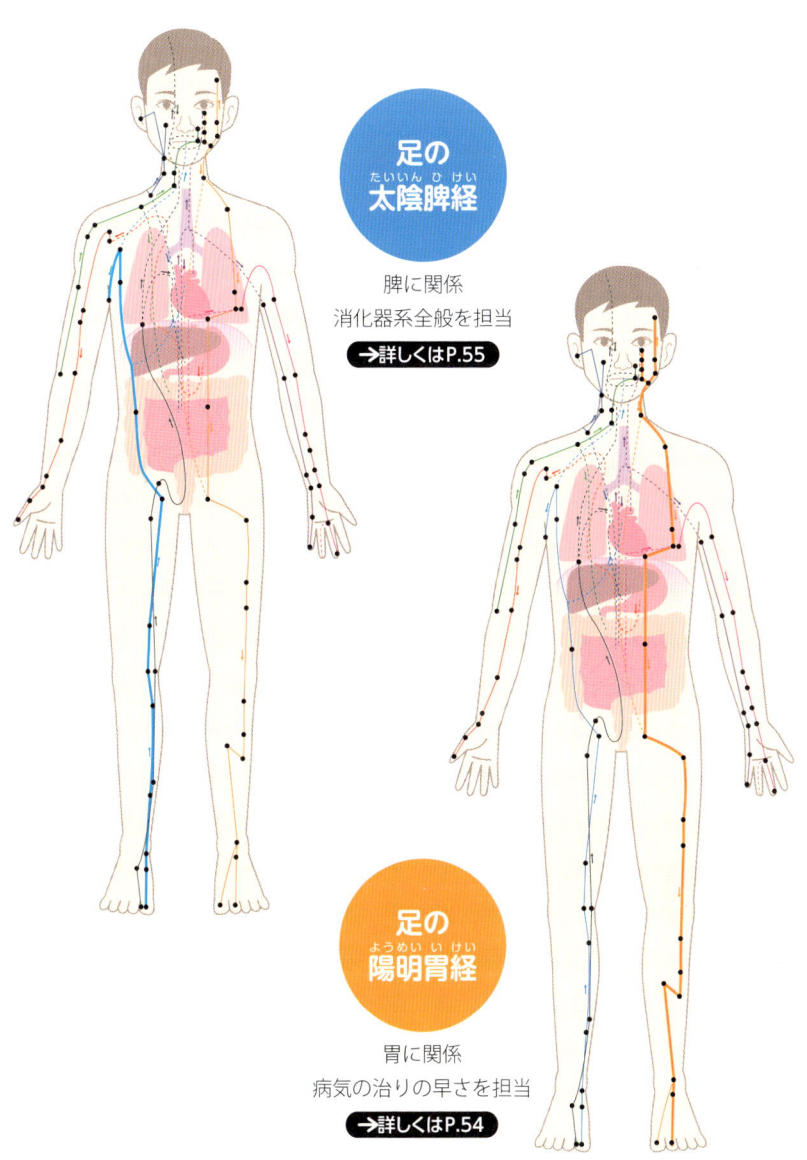

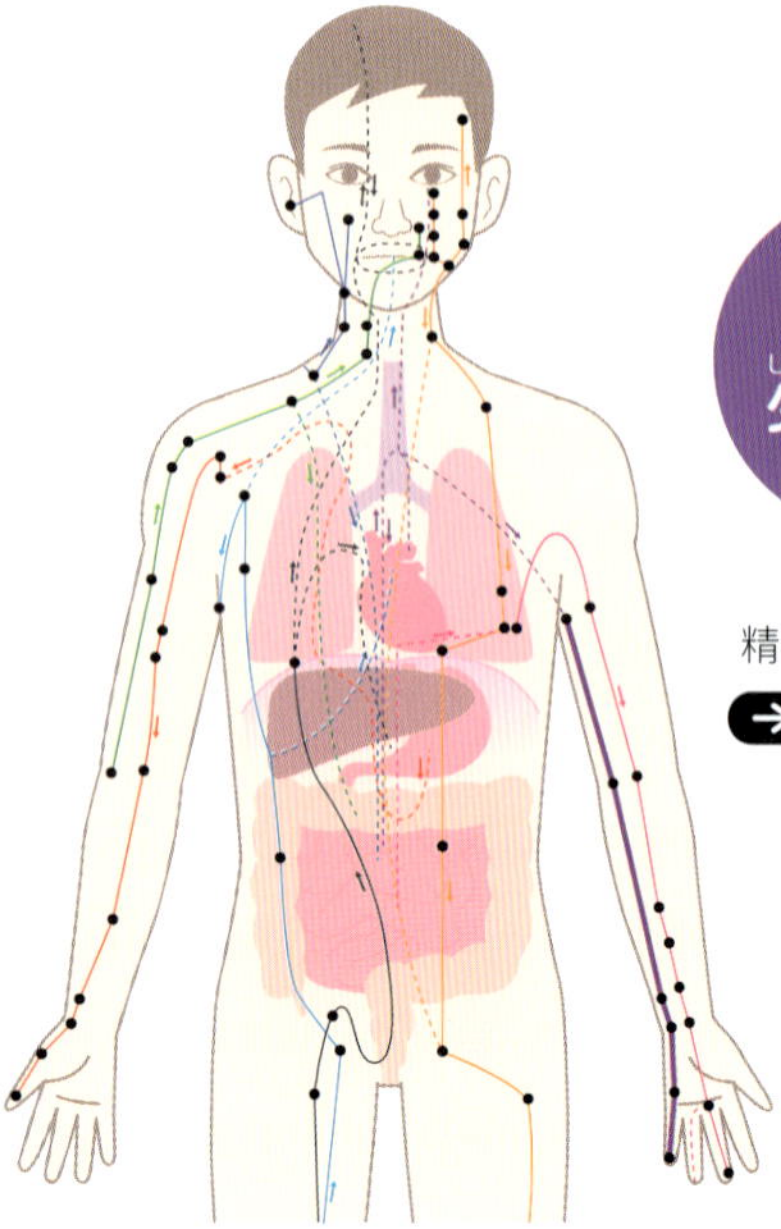

手の
少陰心経《しょういんしんけい》

心に関係
精神全般を担当

→詳しくはP.56

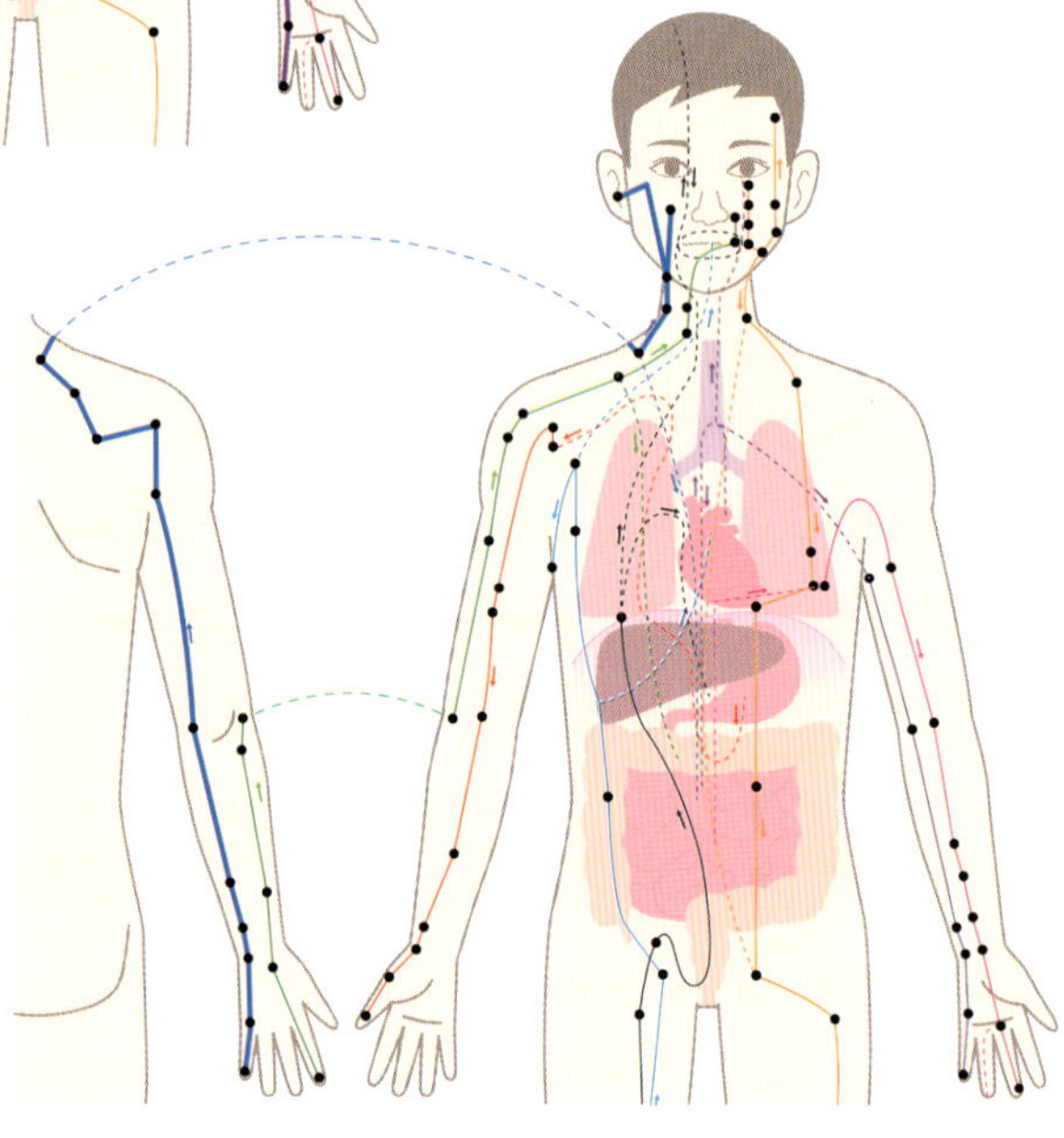

手の
太陽小腸経《たいようしょうちょうけい》

小腸に関係
消化を担当

→詳しくはP.57

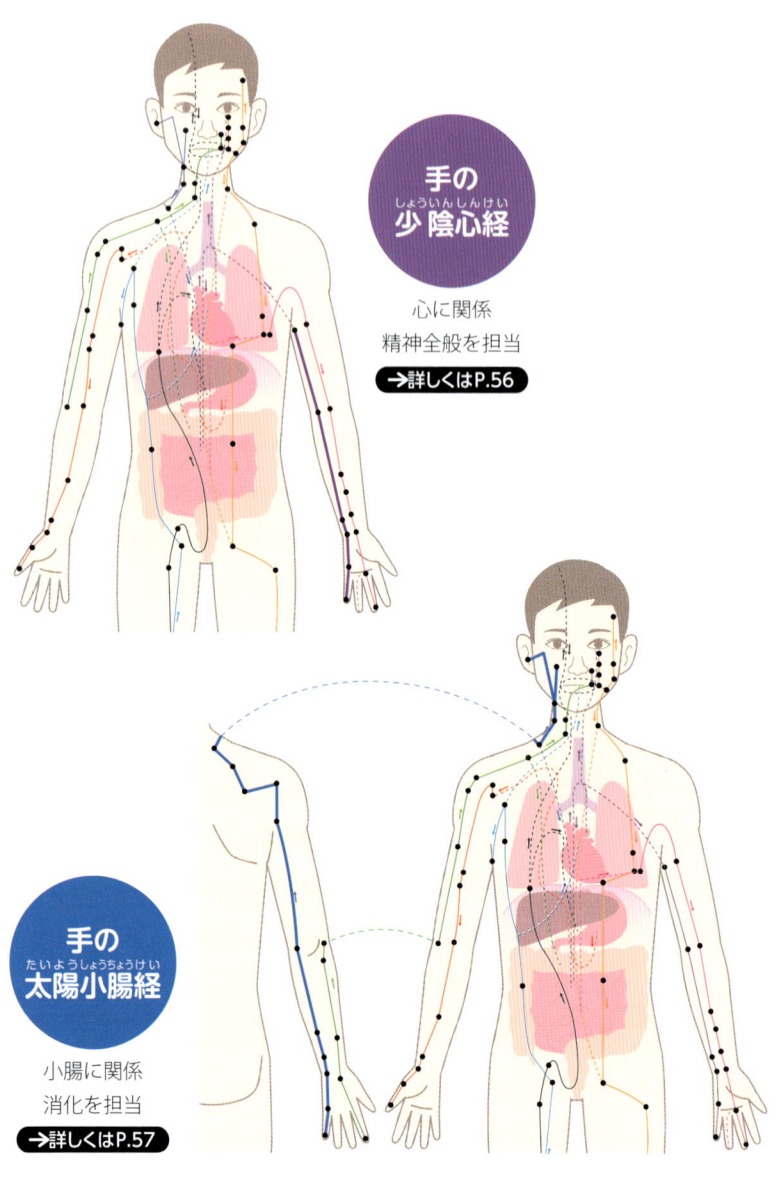

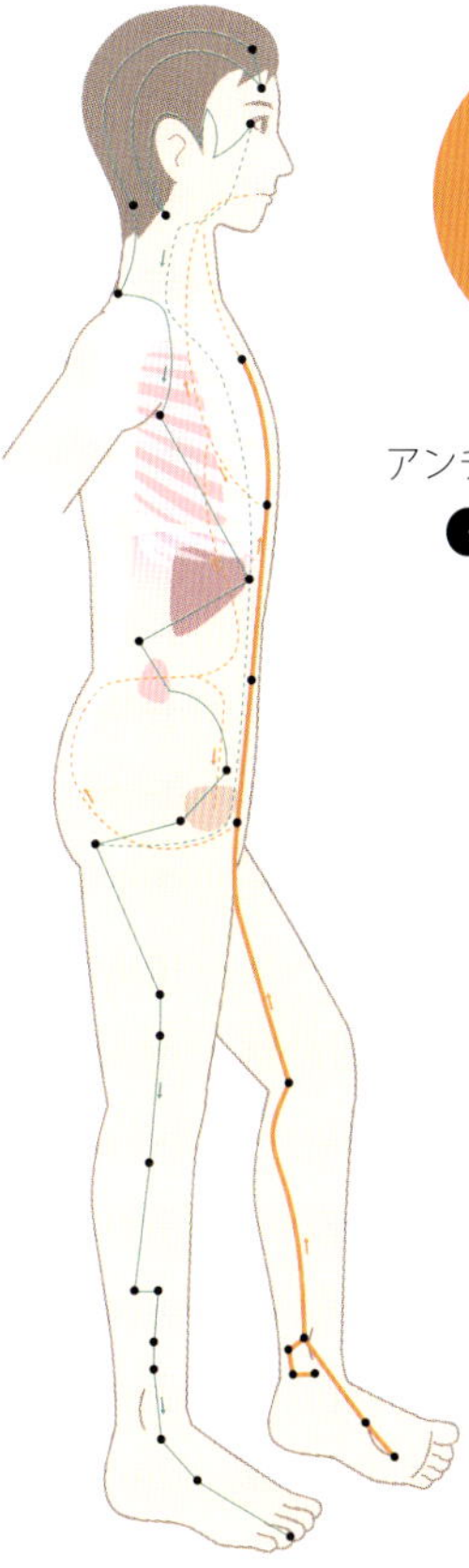

足の少陰腎経《しょういんじんけい》

腎に関係

アンチエイジングを担当

→詳しくはP.59

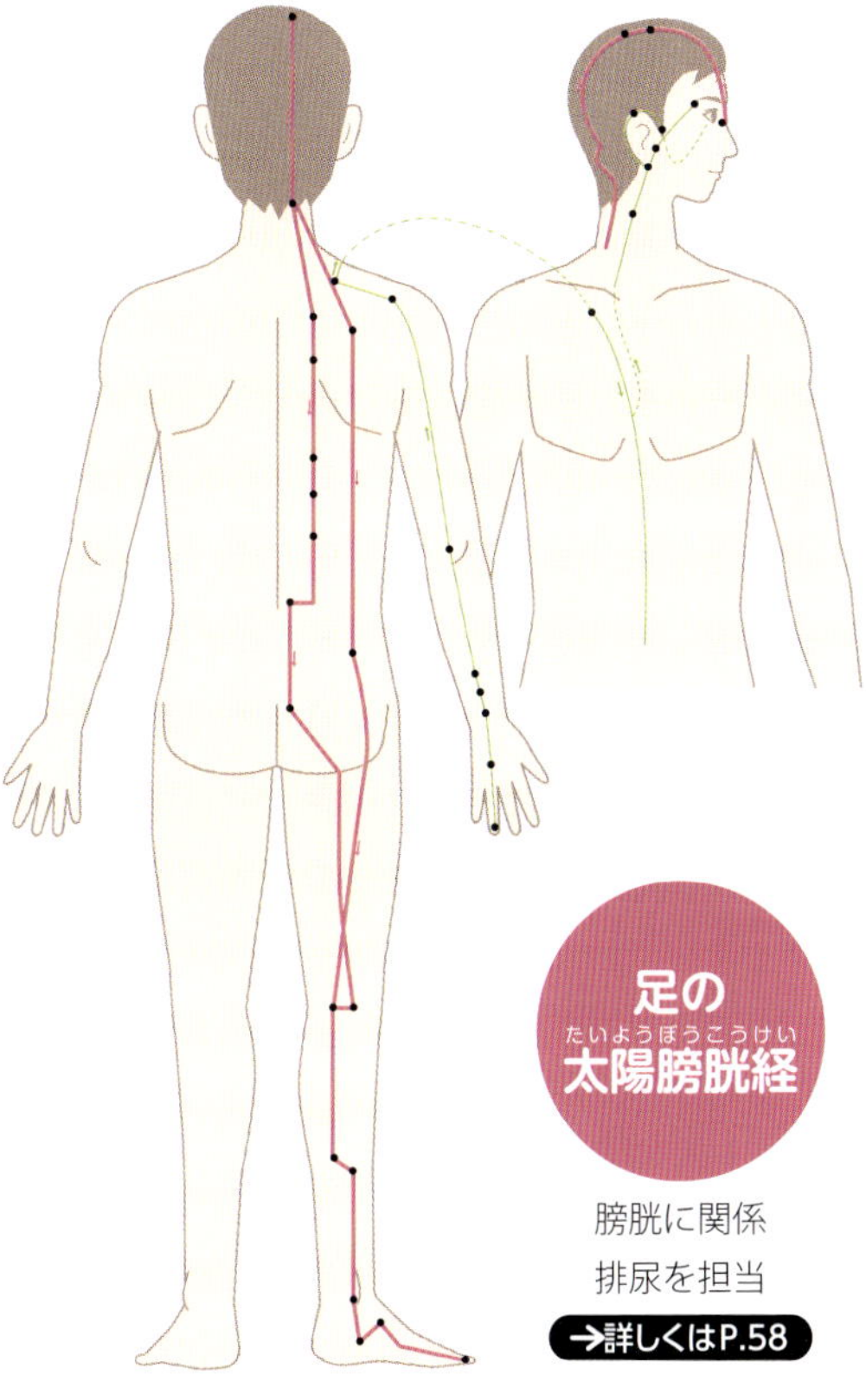

足の太陽膀胱経《たいようぼうこうけい》

膀胱に関係

排尿を担当

→詳しくはP.58

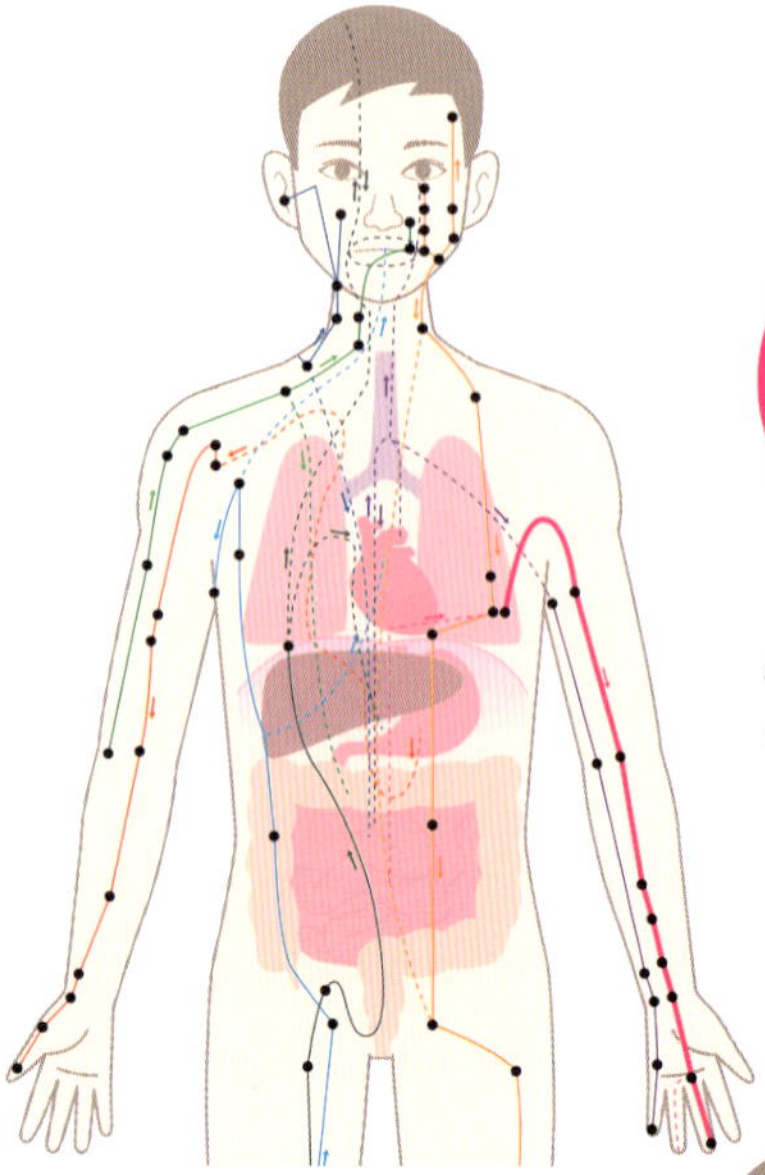

手の 厥陰心包経《けついんしんぽうけい》

心包に関係
心、前胸部を担当

→詳しくはP.60

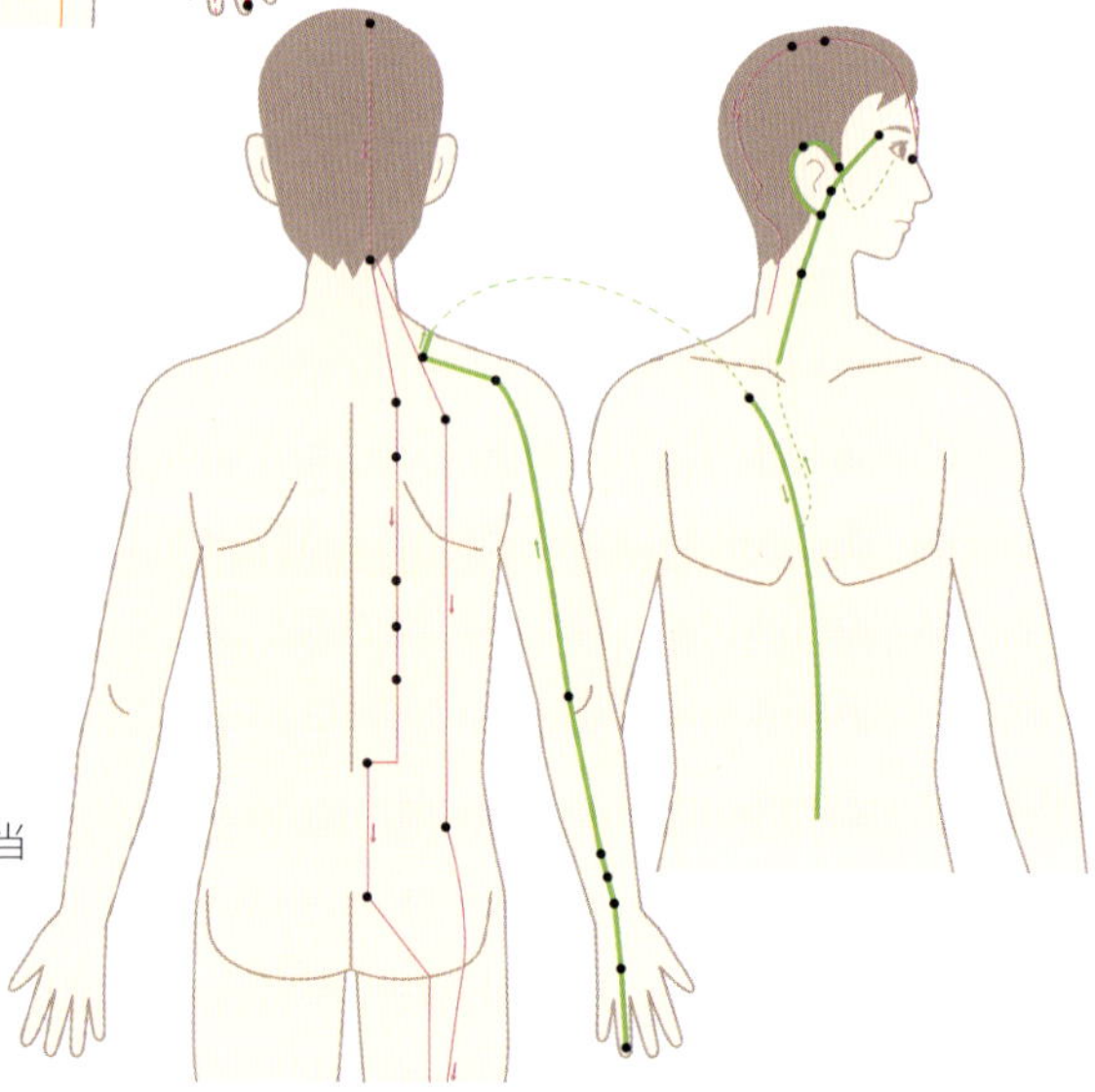

手の 少陽三焦経《しょうようさんしょうけい》

三焦に関係
体内の水の巡りを担当

→詳しくはP.61

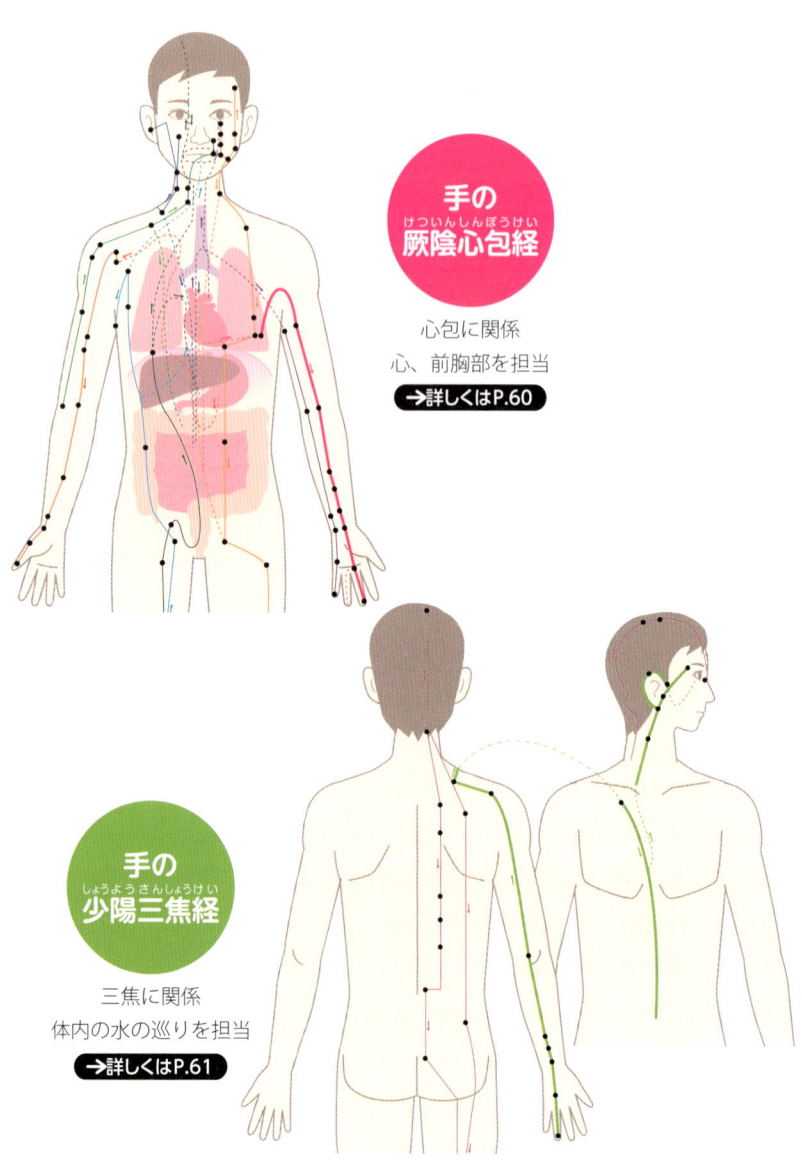

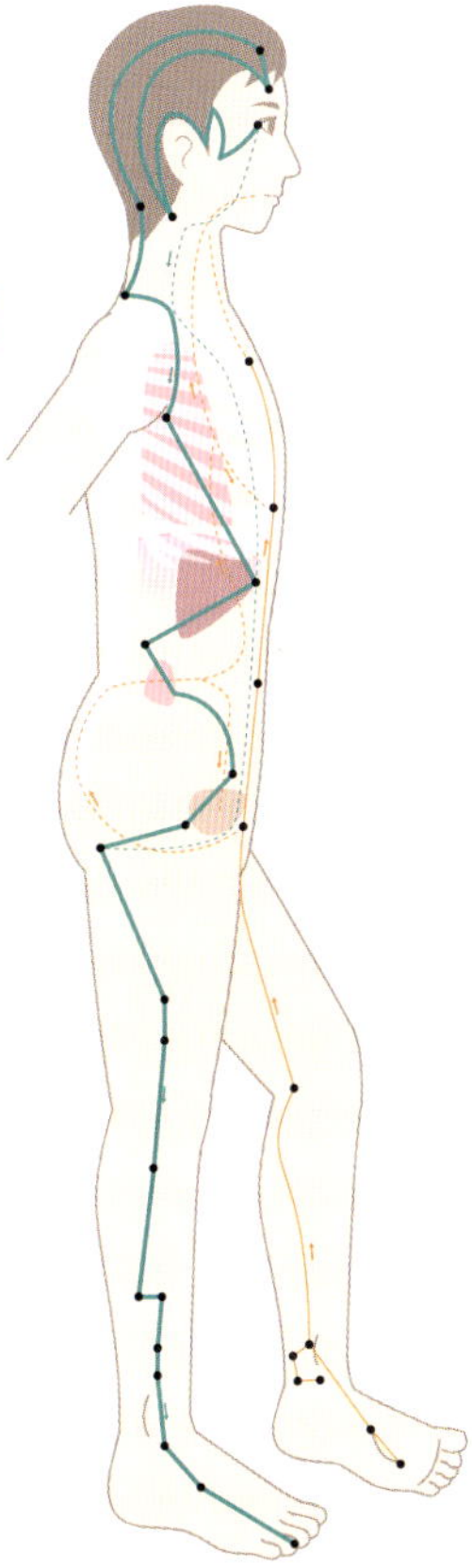

足の少陽胆経《しょうようたんけい》

胆に関係

消化を担当

→詳しくはP.62

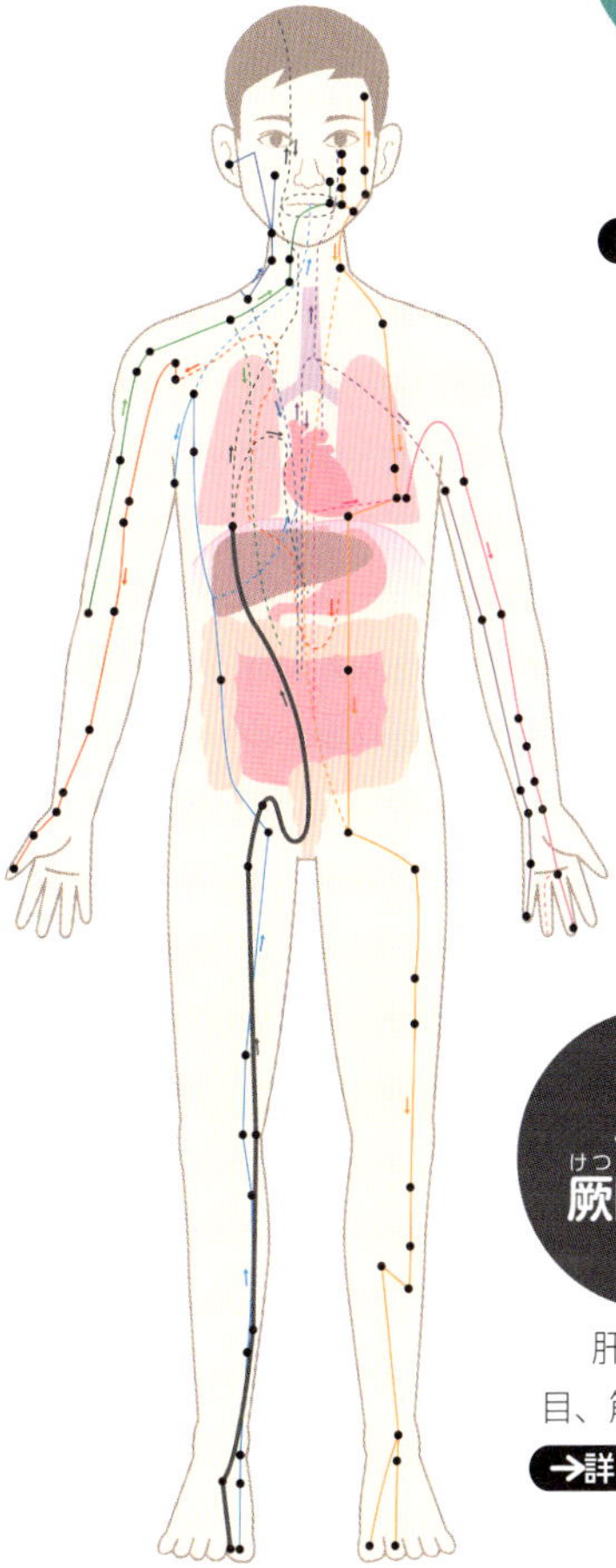

足の厥陰肝経《けついんかんけい》

肝に関係

目、筋肉を担当

→詳しくはP.63

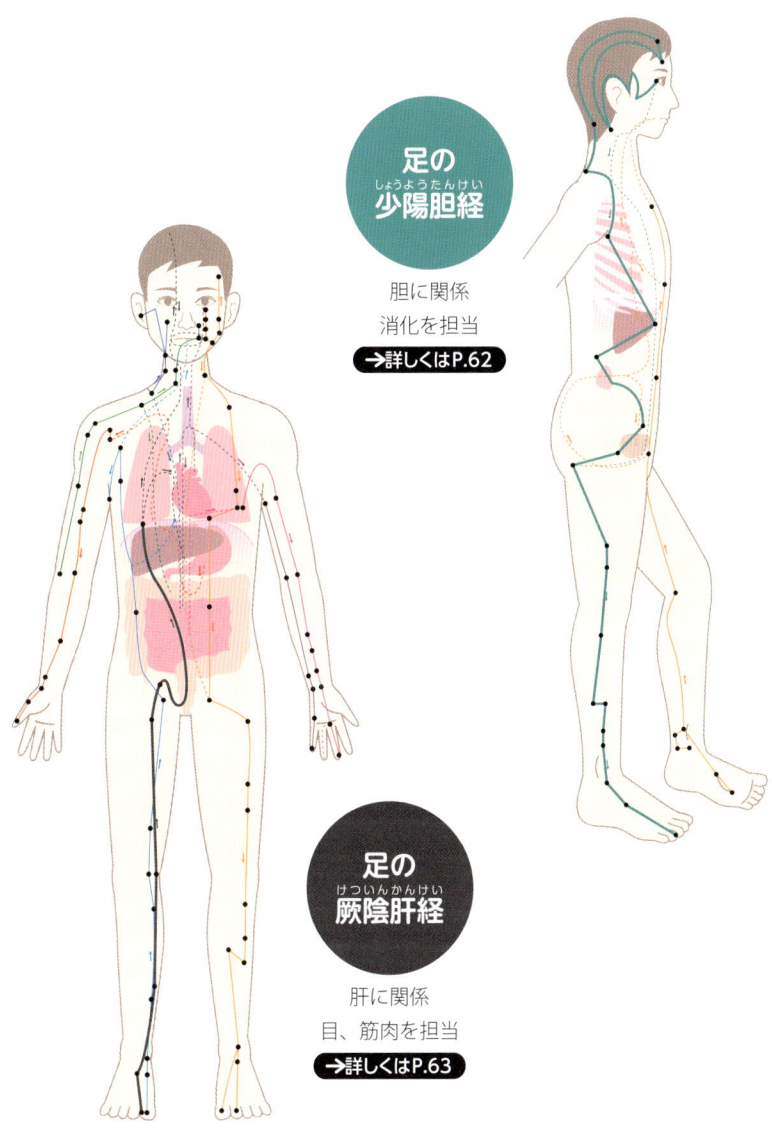

効果てきめん！ ツボ押し術

お悩み＋症状で診断

肩こり	□ 目の下にクマができやすい □ 肌が乾燥している	イラッとしやすいタイプ P.74へ
	□ めまいがすることがある □ 目がかすむ	目が疲れやすいタイプ P.76へ
腰痛	□ 疲れると腰痛が悪化 □ 無力感に襲われることがよくある	虚弱タイプ P.78へ
	□ 腰が冷えている □ 少し動くと楽になる	冷えだるタイプ P.79へ
むくみ	□ 手足が冷える □ 足腰が重い・痛い	冷えタイプ P.80へ
	□ 手足がだるい □ 食欲があまりない	だるいタイプ P.81へ

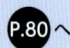

- 多くの方がお悩みの不調もツボ押しで一撃！
- お悩み＋日常の症状からあなたにピッタリの「ツボ」をご紹介いたします。（詳しくは３章をご覧ください）

疲れ目

- □ 目のかすみ、ドライアイ
- □ めまいがする

→ **かすみ目タイプ** P.86へ

- □ 肩こりが強い
- □ 目の下にクマができやすい

→ **肩こりタイプ** P.87へ

眠れない

- □ 口やのどが渇く
- □ 手のひら、足の裏が熱い

→ **ほてりタイプ** P.90へ

- □ 身体がだるい
- □ 暑くないのに汗が出る

→ **心身ともにお疲れタイプ** P.91へ

便秘

- □ 顔の色ツヤが悪い
- □ めまいがする

→ **元気のないタイプ** P.94へ

- □ お腹が張った感じがする
- □ 口の臭いが気になる

→ **胃腸の熱タイプ** P.95へ

チャート式カラダ診断

あなたは
どのタイプ？

- ☐ 昼間から眠いことが多い
- ☐ 腸が弱い
- ☐ 動くと汗が多く出やすい
- ☐ 風邪を引きやすい

こんなあなたは

気虚《ききょ》タイプ

エネルギーのもとである
「気」が不足しています

→詳しくはP.112

- ☐ 手足が冷たい
- ☐ トイレが近い
- ☐ 足がむくみがち（特に下半身）
- ☐ 寒がりで、冬が苦手

こんなあなたは

寒《かん》タイプ

身体の熱の
もととなる「陽」の気が
不足しています

→詳しくはP.108

- ☐ ため息が多い
- ☐ お腹が張りやすい
- ☐ どちらかというと筋肉質
- ☐ 寝つきが悪い

こんなあなたは

気滞《きたい》タイプ

身体の「気」の流れが
悪くなっています

→詳しくはP.114

- ☐ のどがすぐに渇く
- ☐ お酒をよく飲む
- ☐ 顔が赤っぽい
- ☐ 暑がりで、夏が苦手

こんなあなたは

熱《ねつ》タイプ

身体に余分な
「熱」がたまっています

→詳しくはP.110

- 当てはまる項目をチェックしてみましょう。
- チェックの数が一番多いところがあなたのタイプ。
- （詳しくは４章をご覧ください）

□ のぼせやすい
□ 寝汗をよくかく
□ 疲れると、熱っぽくなることが多い
□ 乾燥肌

こんなあなたは
陰虚《いんきょ》タイプ
身体の水分が不足しています
→詳しくはP.120

□ 目が疲れやすい、またはドライアイ
□ 眠りが浅い、夢をよく見る
□ 乾燥肌
□ 立ちくらみしやすい

こんなあなたは
血虚《けっきょ》タイプ
身体に栄養をめぐらせる「血」が不足しています
→詳しくはP.116

□ 雨や湿気の多い日に体調が悪い
□ 全身がむくみやすい
□ 身体が全体的に冷えている
□ どちらかというと色白なほう

こんなあなたは
水滞《すいたい》タイプ
身体に余分な水がたまっています
→詳しくはP.122

□ 首や肩がこっている
□ 目の下がクマになりやすい
□ 日焼けのあとが残りやすい
□ 肌は黒いほう

こんなあなたは
血瘀《けつお》タイプ
ストレスや冷えなどで、「血」の流れが悪くなっています
→詳しくはP.118

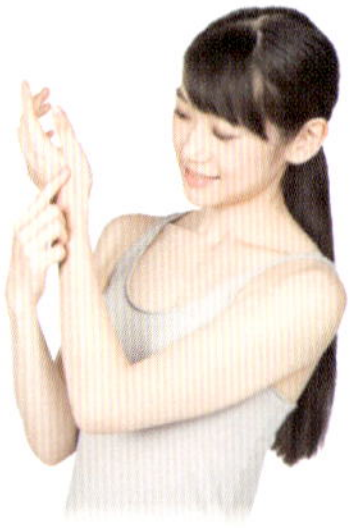

ユルユル押し　グリグリ押し

ツボ押しの使い分けで、しっかり効きます！

「強く押せばいい」というわけではありません！

（詳しくは2章をご覧ください）

たとえば……

腰痛、むくみ、食欲不振、冷え症、尿漏れ　など、

体内に必要なものが不足している

身体の機能が低下している場合

ソフトに、なでるように押す

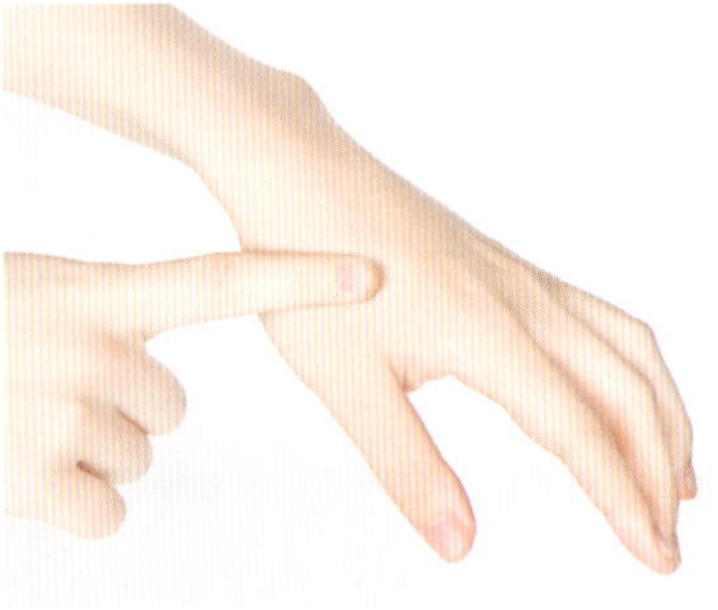

Ⓢユルユル押し
（S＝SOFT（ソフト）の意）

たとえば……

肩こり、頭痛、発熱、食べ過ぎ　など、

体内に「余分」なものが入り込んでいる

気、血、水の流れが滞っている場合

ハードに、深く押す

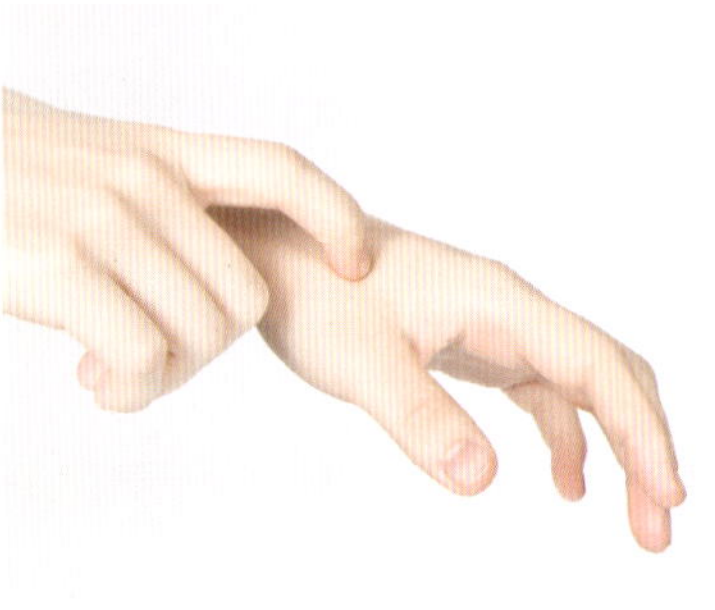

Ⓗグリグリ押し
（H＝HARD（ハード）の意）

プロローグ

「ひじ下」「ひざ下」に重要なポイントが集まっている！

同じ「痛い」でも、「キリキリ」痛いのか張ったように痛いのか、
重だるいのか、それともなんとなく痛いのか……
いろいろありますよね。
この章では、身体の症状に合わせた
2種類のツボの「押し方」をご紹介します。

「ひじ下」「ひざ下」は〝健康〟の宝庫

「ツボ」はみなさんにとっても、かなりなじみのある言葉だと思います。

では、「ツボ」っていったいなんでしょう?

ツボは、「経脈《けいみゃく》」という、人の体のエネルギーともいえる「気」が流れるルートの上にあります。東洋医学では、気がある一定のルートを通って全身を巡っているから人は生きている、と考えるのです。

そして、病気や不調の際にはそのルート上になんらかの「反応」が出ます。気の流れが悪くなったり、滞ったりする状態です。そして、その反応を診断し、治療する点のことを「ツボ」と呼んでいるのです。そこを押して治療することで、滞っていた気の流れが通じるようになり、体調がよくなるというわけです。

ところで、これらは全部同じ役割を果たしているわけではありません。

とくに重要な役割を担っているツボのことを「要穴《ようけつ》」と呼びます。この要穴には、「急性の病や症状に効果がある」「臓が病んでいるときに効果的」など、役割が分担されて

重要なツボはすべて「ひじ下」「ひざ下」にある！

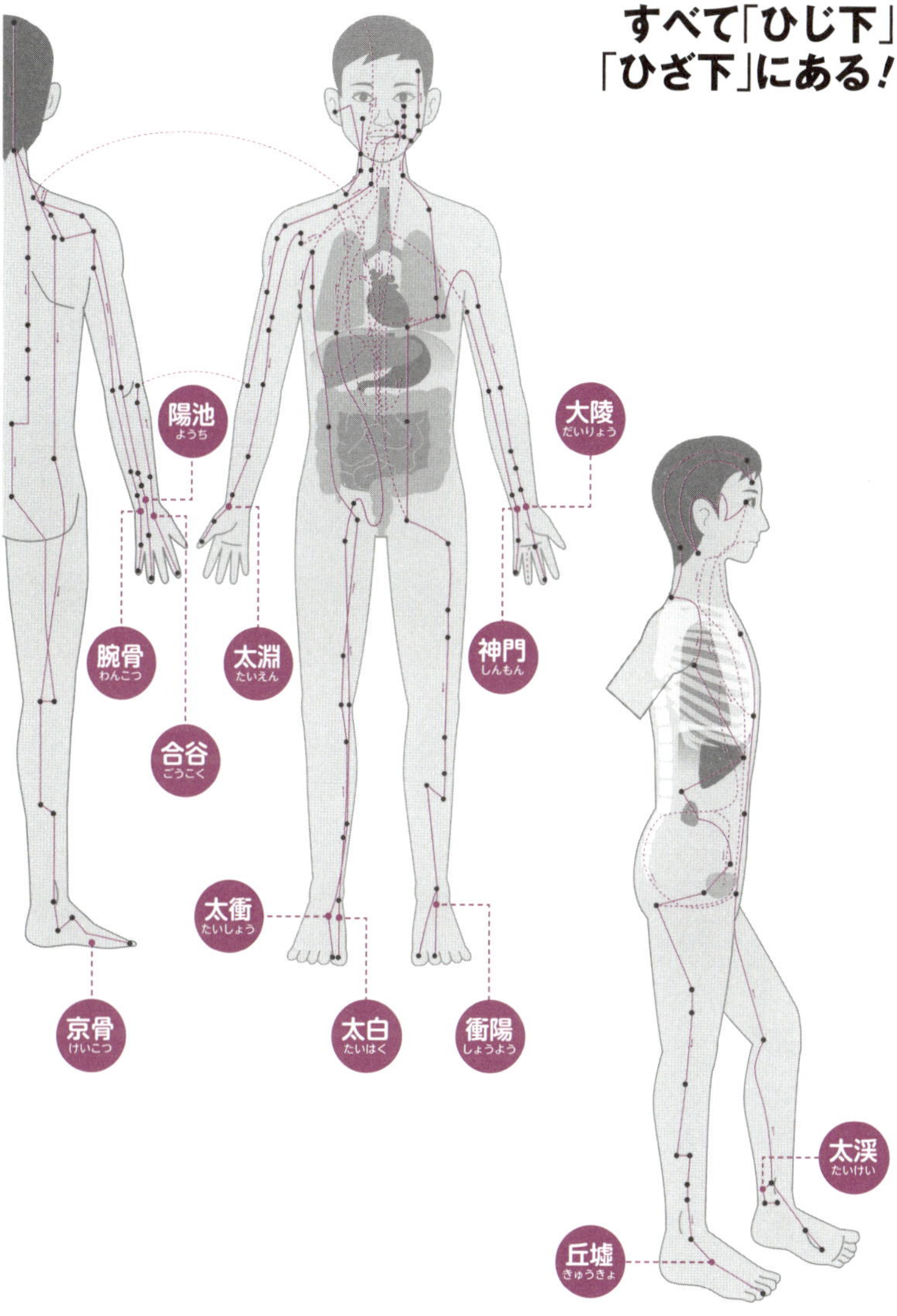

います。

これらの「要穴」は身体のどの部分にあるかというと、**そのほとんどが、「ひじ下」「ひざ下」に集中しています**。この要穴は、ありがたいことにすべて自分で押すことができる箇所にあります。

ですから、**「ひざ下」「ひじ下」を押すだけで、主要なツボをほぼ網羅することができる**のです。そして、自分で自分の健康を守ることができるようになります。

この本では、重要な「ひじ下」「ひざ下」のツボをメインにご紹介していきたいと思います。

古代から「ひじ下」「ひざ下」が大活躍

古代から、身体の中で「ひじ下」「ひざ下」は重宝されてきました。東洋医学でいうところの「古代」とは、今から2000~3000年前のことを指します。

当時の医療は偉い人、位の高い人、つまり貴人しか受けることができなかったようです。一般庶民は、鍼《はり》を使って治療してもらうことなどなく、病気になっても祈祷《きとう》や民間療法的なものでなんとか闘うしかありませんでした。

そして、貴人を治療する医師の身分もまた低かったため、自分よりも偉いお方にわざわざ服を脱いでいただき、大事な身体の箇所であるお腹や背中を見せてもらったり、ましてやそこに鍼を刺したりお灸《きゅう》をしたりするなどというわけには到底いきませんでした。

では、どこに鍼を刺したかというと、それが「ひじ下」や「ひざ下」です。

ひじ下やひざ下なら、わざわざ服を脱いでもらう必要もありません。そでや裾を少しまくってもらうだけで治療ができます。これなら、身分の低い医師が自分よりも身分の高い貴人を診ることが可能です。

このようなことから、このひじ下、ひざ下だけであらゆる症状に対応する必要が生じました。そして、長い年月を通じて、「ひじ下のどこに鍼を刺せば、この病気に効くのか？」「ひざ下のどこにお灸をすれば不調は改善するのか？」という治療経験が数多く積み重ねられてきました。

このように、ひじ下、ひざ下の各所には重要な経験値が詰まっているのです。さらにいうと、ひじ下、ひざ下のツボを押すだけであらゆる症状の治療を行うことができるのです。

最大の効果を得るためにやっておきたい、ふたつのこと

現在の鍼灸治療でも、ひじ下、ひざ下は非常によく使います。もちろん、お腹や背中にも重要なポイントはあります。ですが、背中などは自分で押すことができませんし、お腹もツボの位置を確認するのが比較的難しいでしょう。けれど、ひじ下やひざ下ならば、どなたでも簡単に押すことができますし、ツボの位置を目でしっかり確認することもできるのです。

ツボを押す際に大切なことがふたつあります。それは、「**場所を正確にとらえて押す**」ということと「**押し方を変える**」ということです。

まずひとつめの「場所を正確にとらえて押す」ですが、ツボの位置からずれたところをいくら押しても、はっきり言って効果はあまりない、いやほとんどないといっていいでしょう。ですから、**ツボの場所はきちんと、正確に、しっかりととらえていただきたい**のです。

正しい探し方は次章以降、図とともにわかりやすくご説明したいと思います。

確実に効果が出る!　ふたつのポイント

1 「場所」を正確にとらえて押す

2 症状に応じて、「押し方」を変える

強く押す「**グリグリ押し**」

ソフトになでるように押す「**ユルユル押し**」

▼

これを行なうだけで身体はほぐれ、健康で長生きに

そして、ふたつめの「症状に応じて押し方を変える」ですが、これはあまり聞いたことがないかもしれませんね。なんとなく、ツボはグイグイと力強く押すのがいいように思っている人も多いのではないでしょうか。

しかし、それは必ずしも正しくはないのです。場合によっては、なでるようにそっと触れるほうが効果が出ることもあります。そして、やみくもにグリグリ押すとかえって逆効果になってしまうことさえあるのです。

この本では、強く押す「グリグリ押し」とソフトになでるように押す「ユルユル押し」のふたつを使い分けることをご紹介いたします。

それさえわかればあとは簡単です。電車やバスを待ちながら、テレビを観ながら、お風呂に入りながら、寝る前に、仕事の合間に……など、時間も場所も選ばずにできます。ご自分の症状に合わせて、ぜひやってみてください。

もくじ

第2章

「グリグリ」押しと「ユルユル」押し

押し分けであらゆる不調を撃退！

第3章

【お悩み別】症状に「効く！」方法、教えます！

第4章

STAFF

装丁+本文デザイン●神長文夫／伊地知未来
3Dモデリング●福井信明(HOPBOX)
写真合成●祖父江かおり(HOPBOX)
イラスト●風間康志(HOPBOX)
仕上げ●坂上七瀬(HOPBOX)
撮影●伊原正浩
モデル●葛堂里奈
DTP●WELL PLANNING
企画・編集協力●柴田恵理

第1章

この「ツボ」だけは押さえておくべし！

この章では、「ツボ」の果たす役割や
「これだけは知っておきたい！」重要な12の「スーパーツボ」、
そして、「正しい」ツボの探し方をご紹介します。

まずは知りたい！「ツボ」「経脈」ってなに？

ツボは、正確には「腧穴《しゅけつ》」と呼びます。ほかに、「孔穴《こうけつ》」「経穴《けいけつ》」などとも呼ばれます。東洋医学では、体には目に見えない「気」が流れていると考えますが、そのルートのことを「経脈」と呼びます。そして、その経脈上で、とくに体の表面の部分と体内との間で気の出入りが盛んな場所を「経穴」と呼びます。

経脈には大きく2種類あり、「正経」と「奇経」と呼ばれています。「正経」は臓腑《ぞうふ》（内臓）とつながっていて、六臓六腑（東洋医学では五臓六腑ではなく、六臓六腑と考えられています）あるので、全部で12本あります。「奇経」は8本あります。正経の12本と奇経のうちの重要な2本を合わせた14本が治療などでもよく使われる経脈です。奇経の「奇」という字は、「正」に対比する意味でつけられています。つまり奇異な経脈のことです。8本のうちの6本は独自のツボを持たず、正経のツボを使い回していますが、「任脈《にんみゃく》」（下唇の中心を起点にあご、下腹部、胸、会陰まで体の表側の真ん中を通る前正中線上にある奇経）と「督脈《とくみゃく》」（肛門を起点に、お尻、

ツボの種類

正穴……十四経脈上にあって、名前がついている

奇穴……十四経脈上にはなく、名前、部位、主治症が定まっている

阿是穴……名前や部位は定まっていないが治療効果がある

背中、首、頭、額、鼻の下まで体の裏側の真ん中を通る後正中線上にある奇経）のみ、独自のツボを持っているので、奇経の中では正経の次に特別扱いされています。

ツボはいくつかのタイプに分けられます。

ひとつめは、14本の代表的な経脈の上にあって、名前がついていて部位も決まっている「経穴（正穴）」、ふたつめは、14本の経脈の上にはないけれど、名前・部位・主治症（そのツボが治すことのできる症状や病）が決まっている「奇《き》穴《けつ》」、名前や部位は決まっていないけれど、治療効果のある「阿《あ》是《ぜ》穴《けつ》」などです。

ちなみに、この「阿是穴」という名前にはおもしろい由来があります。治療する人が患者の身体を押したときに「先生、ああそこです！」といったとか。その「ああそこ」が「阿是穴」になったといわれています。このように、自分の体を押してみて、痛かったり違和感があったりすれば、そこも「ツボ」というわけなのですね。

ツボはこうしてわかる！

このツボには、体の状態に応じていろいろな反応があらわれます。その反応を確かめることによって診断することができます。また、そこを押したり、鍼を刺したり、お灸をすえたりしても治療できるのです。つまり、**ツボは症状があらわれる「反応点」と症状を見極める「診断点」、そして治療をする箇所である「治療点」を兼ねたもの**なのです。

一般的に、ツボには次のような反応があらわれるといわれています。

●くぼみ（陥凹）……「腧穴《しゅけつ》」「孔穴」などというように穴です。つまり触れると皮膚が凹《へこ》んでいます。

●コリコリ（硬結）……触れてみるとコリコリ、グリグリするものやスジ張ったものを感じます。

●知覚異常……触った感覚が他の部位より鈍かったり、逆にピリピリとした感じがあるなど、他の部位より鋭敏な感覚があるところです。

●押すと痛い（圧痛）……押してみると痛みがある部位です。また、押すと気持ちいい部位もツボです。

経絡の分類

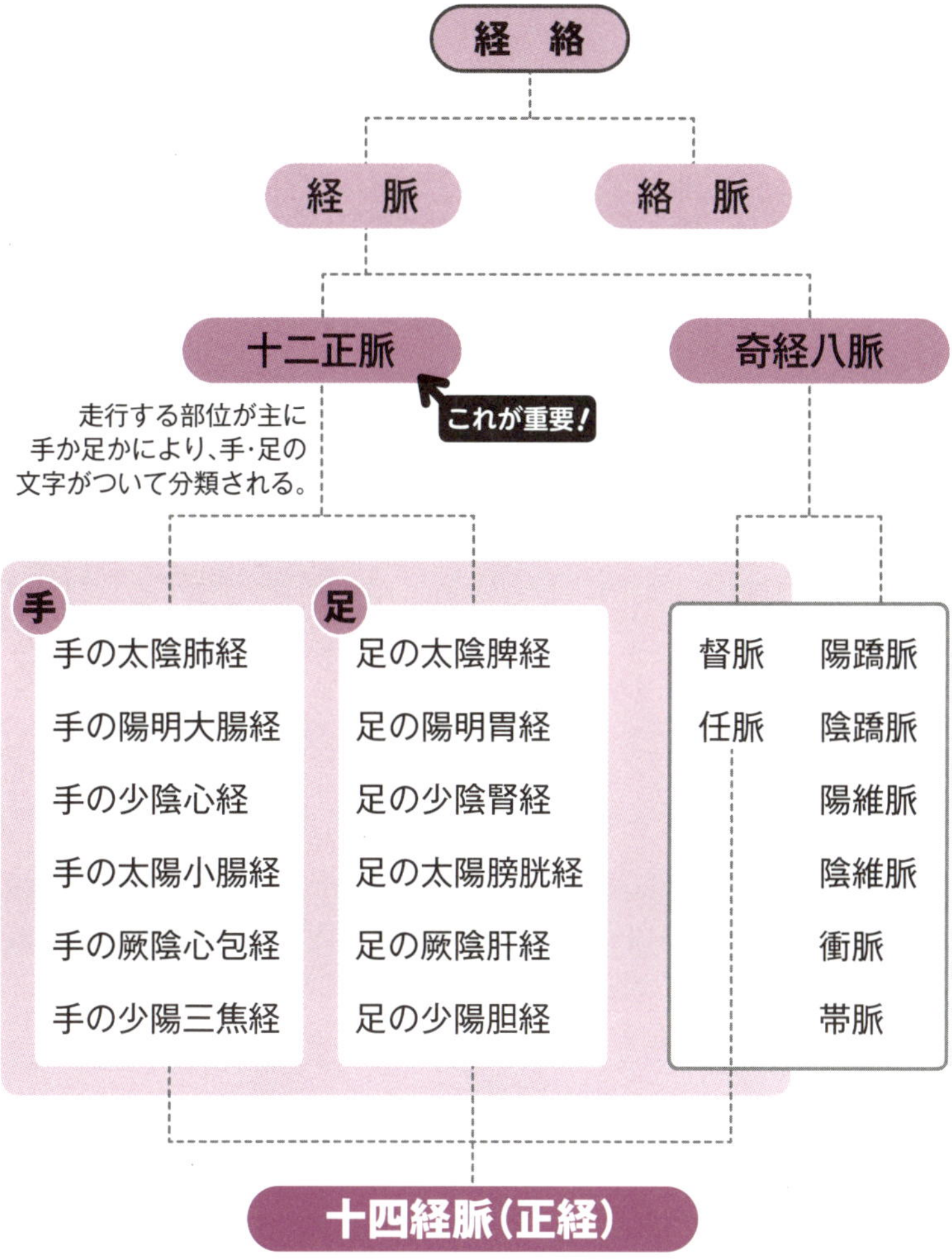
経絡
経脈
絡脈
十二正脈
奇経八脈
これが重要！
走行する部位が主に手か足かにより、手・足の文字がついて分類される。
手
手の太陰肺経
手の陽明大腸経
手の少陰心経
手の太陽小腸経
手の厥陰心包経
手の少陽三焦経
足
足の太陰脾経
足の陽明胃経
足の少陰腎経
足の太陽膀胱経
足の厥陰肝経
足の少陽胆経
督脈
任脈
陽蹻脈
陰蹻脈
陽維脈
陰維脈
衝脈
帯脈
十四経脈（正経）

古来より鍼灸治療に用いられている

●その他――そこだけザラザラしている、冷えている、熱を持っている、汗をかいている、色が変わっているなどもツボの反応としてとらえる場合があります。

正しいツボの探し方

ツボは実際に探ってみないとわかりません。見ただけでわかるものもありますが、そのほとんどは触ってみてはじめて「あ、これか！」とわかるものです。ここでは、ツボの探し方についてご説明します。

まずは探す際の3つのポイントです。

❶むやみに強く押さない

押す強さは症状によって異なりますが、「強く押せばわかる」というわけではありませんので、探す際は優しく行ないましょう。グリグリ押し過ぎると、かえって微妙な反応がわかりにくくなってしまう可能性があります。なでるように皮膚に触れながら少しずつ位置をずらして確認しましょう。

❷指先に意識を集中する

ツボの反応は微妙です。ですから探すときは指先に意識を集中する必要があります。また、冷たい指で触れられるのって嫌ですよね。自分でも他人でも、触れるときには指を温めておくことが大切です。冷たい指で触れることで皮膚がキュッと収縮してしまいます。自分のツボを探す場合でも他人のツボを探す際も、指は温めておきましょう。

❸皮膚の下をイメージする

前述したように、ツボは凹んでいたり、コリコリがあったり、他の部位と感覚が違ったりする場合があります。皮膚の下（奥）がどうなっているのかをイメージしながら探すと、これらの反応がわかりやすくなります。

以上の3点に注意しながら、慎重に位置を探してみましょう。個人によって若干差がありますから、その辺りをよく探ってみて、「ここだ！」というポイントを見つけてみてください。ツボはきちんと正確にとらえないと、なかなか思うような効果が出ないものです。

ツボ、経脈を触れば、どこが弱いかすべてわかる！

ツボにはさまざまな反応があり、それによって身体が今どのような状態にあるかがわかります。しかも「正穴」（経脈上にあるツボ）は、経脈を通じて臓腑（内臓）と結びついていますから、臓腑の状態が悪いとその反応がツボに出ます。つまり、ツボや経脈に触れれば、どの臓腑が悪いかがわかるわけです。そのためには、きちんと触り方をマスターする必要があるでしょう。

手首、足首まわりにある12の「スーパーツボ」

重要なツボは「要穴」と呼ばれているということは先にお話ししましたが、この要穴にもいろいろな種類があります。そのなかでも、内臓と直接関係があって重要なのが「原穴」と呼ばれる12のツボで「十二原穴」といわれます。いわゆる「スーパーツボ」とでもいいましょうか。臓腑は、「五臓」といわれるように「肝」「心」「脾」「肺」「腎」（これ以外にも、東洋医学では心臓を守っている「心包」という臓があります）と、六腑といわれる「胆」「小腸」「胃」「大腸」「膀胱」「三焦《さんしょう》」（体内の水の代謝・循環をつかさどるもの）のことです。これらは体にとって非常に重要な役割をしています。

現代医学的な意味での臓器の働きとは少し解釈が違いますが、たとえば、心は血を全身に送って栄養を与えています。脾《ひ》は消化一般、腎は水の代謝とかかわっています。これらの重要な臓腑と直接結びつきがあり、その状態が反応としてあらわれたり、不調を治療したりできる原穴があるのが、ひじ下の手首まわりとひざ下の足首まわりなのです。

内臓と「ツボ」の不思議な関係

この12の原穴さえ押さえておけば、ほとんどの症状をカバーすることができる、といっても過言ではありません。

12の「スーパーツボ」である原穴は、それぞれが所属している経脈と関係が深い内臓を治す効果が高いといわれています。ですから、それぞれの内臓やそれらに関連する部

原穴	臓	腑
❶太淵	肺	
❷合谷		大腸
❸衝陽		胃
❹太白	脾	
❺神門	心	
❻腕骨		小腸
❼京骨		膀胱
❽太渓	腎	
❾大陵	心包	
❿陽池		三焦
⓫丘墟		胆
⓬太衝	肝	

位の働きが悪いとき、それらを改善する効果があります。東洋医学では、臓腑と体の特定の器官は強い結びつきがあると考えます。

たとえば、肝臓は筋肉、爪、目などと関係が深いので、肝臓が悪くなるとこむら返りなど筋肉の症状が悪くなったり、爪が変形したり、目が疲れやすくなったりかすんだり、といった症状が出やすくなります。そういうときは、肝の原穴である「太衝《たいしょう》」というツボを押します。これ以外にも、特定の症状や体の状態の改善に効果がある場合もあります。

上の表は、十二原穴と結びつきの強い臓腑をあらわしたものです。身体に何か不調があるときは、該当する部位に関係する原穴を刺激することによってその不調を改善することができます。ただし、東洋医学で考える臓腑の役割と現代医学的な器官としての役割は多少異なります。

※隣り合っている太線で囲まれた2穴は、それぞれ表裏の関係にあって、双方の臓腑との結びつきが強いです。たとえば、「太淵」は肺という臓ともっとも結びつきが強いですが、大腸という腑とも結びつきがあります。同様に「合谷」は大腸ともっとも結びつきが強いですが、肺とも結びつきがあります。

では、次からそれぞれのツボを具体的に説明していきましょう。

これだけは覚えよう！　12のスーパーツボ

❶太淵◆たいえん

効能　せき、ぜんそく、のどの痛み、美肌効果

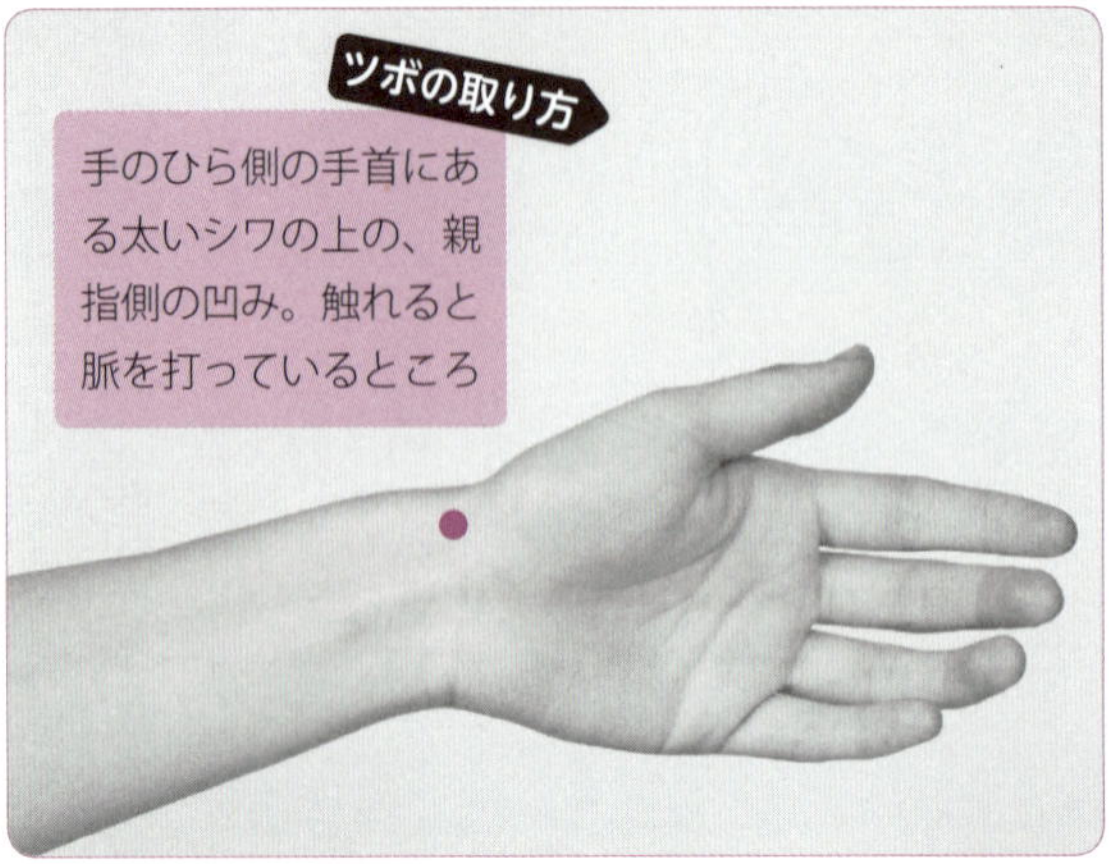
ツボの取り方
手のひら側の手首にある太いシワの上の、親指側の凹み。触れると脈を打っているところ

所属経脈……手の太陰肺経《たいいんはいけい》（詳しくはP.52）

効用……「肺」と関係が深いツボです。この太淵は肺とつながっている手の太陰肺経の原穴なので、肺の病に効果があります。肺の病とは、呼吸器系の症状、つまりせきやぜんそく、のどの痛みなどです。また、肌の調子が悪いときにもここを押します。

東洋医学の考え方では肺は体の部位としては皮膚と関係が深いので、肺の状態が悪いと肌の調子も悪くなります。逆にいうと、肌の調子を調《ととの》えるには肺の状態をよくすればいいということになります。

❷合谷◆ごうこく

効能 便秘、目の疲れ、歯痛、気の流れをよくする

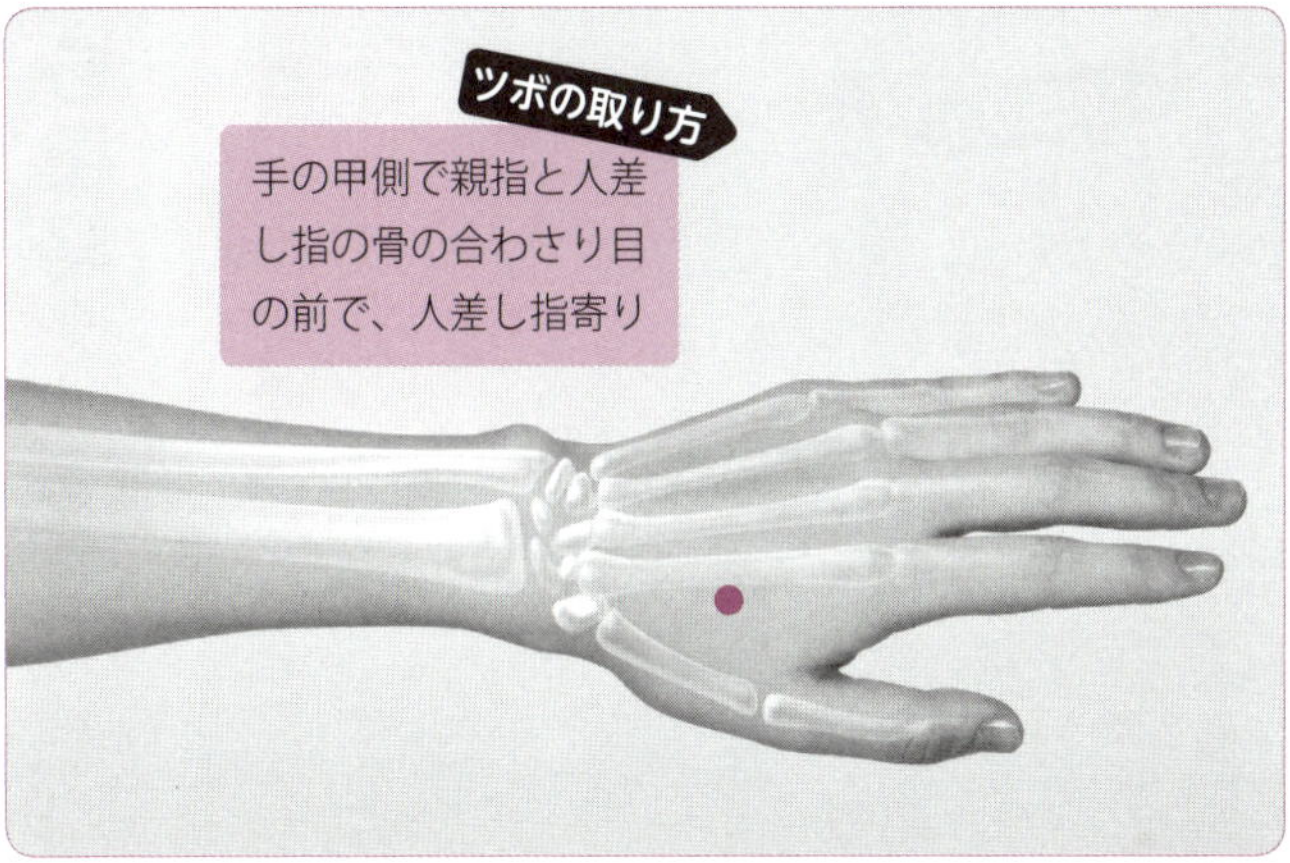
ツボの取り方
手の甲側で親指と人差し指の骨の合わさり目の前で、人差し指寄り

所属経脈……手の陽明《ようめい》大腸経《だいちょうけい》(詳しくはP.53)

効用……「大腸」と関係が深いツボです。大腸は便通と関係するため、このツボを使うとお通じがよくなります。また、顔面部、とくに目に関係する諸症状に効果があります。それ以外に歯の痛みにも効果的です。

東洋医学では体は気・血・水でできていると考え、これらはスムーズに体内を巡っていないといけないのです。流れが滞ると病気になると考えるわけです。気の流れが悪いときに効果的なのがこの合谷です。

❸ 衝陽◆しょうよう

効能 胃の調子、食欲不振

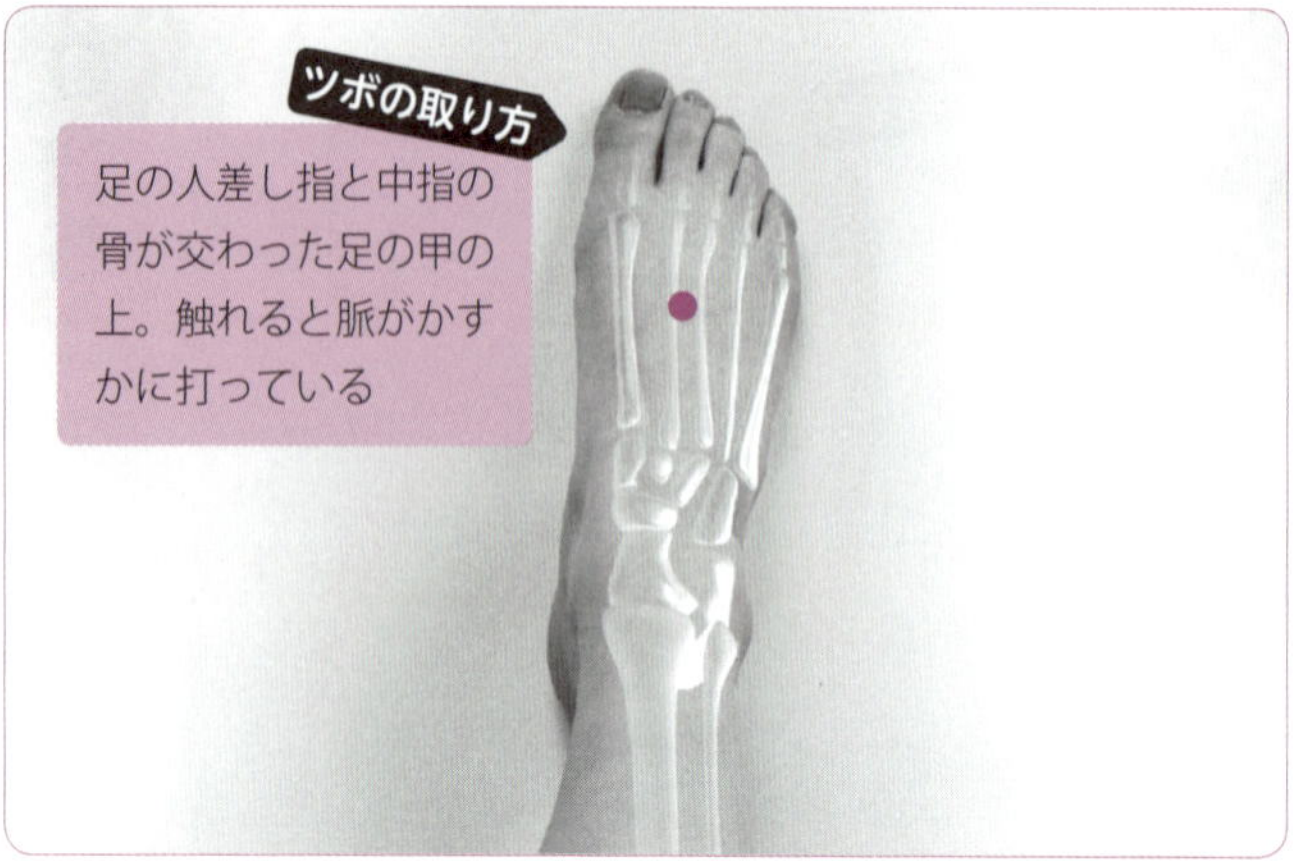
ツボの取り方
足の人差し指と中指の骨が交わった足の甲の上。触れると脈がかすかに打っている

所属経脈……足の陽明《ようめい》胃《い》経《けい》（詳しくはP.54）

効用……「胃」と関係の深いツボです。食べ物が口から入るといったん胃にためられ、その後に消化して栄養を取り込みます。

胃の状態がよくないと食欲がなくなったり、体に栄養分を取り込むことがうまくできなくなったりします。食欲というのは病気の予後（治り方）とも関係が深いので、食欲があれば病気は治りやすいし、逆に食欲がなければ治りにくいわけです。そういう意味で、胃をよい状態にしておくことは体にとって非常に大切です。

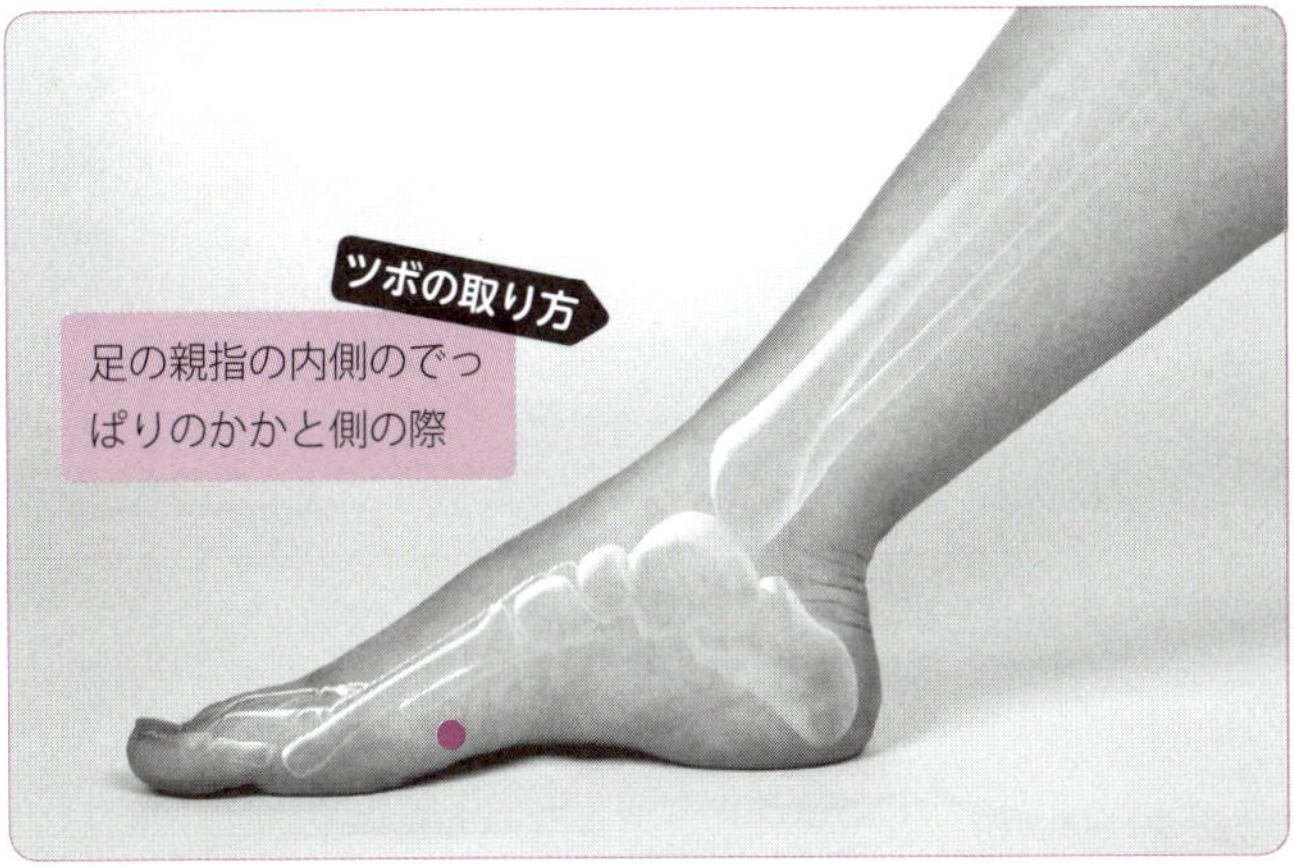
ツボの取り方
足の親指の内側のでっぱりのかかと側の際

④太白◆たいはく

効能　消化機能、身体のだるさ

所属経脈……足の太陰脾経《たいいんひけい》（詳しくはP.55）

効用……「脾《ひ》」と関係が深いツボです。脾は現代医学でいう脾臓とは少し違い、消化機能を指しています。ですから胃とも関係が深く、脾と胃で消化機能全般を担当していると考えます。

さらに脾には血をつくる働きもあるので、脾の働きが低下すると体を動かすエネルギーがつくれなくなって体がだるいなどの症状があらわれやすくなります。

❺ 神門◆しんもん

効能 心、気持ちの落ち込み

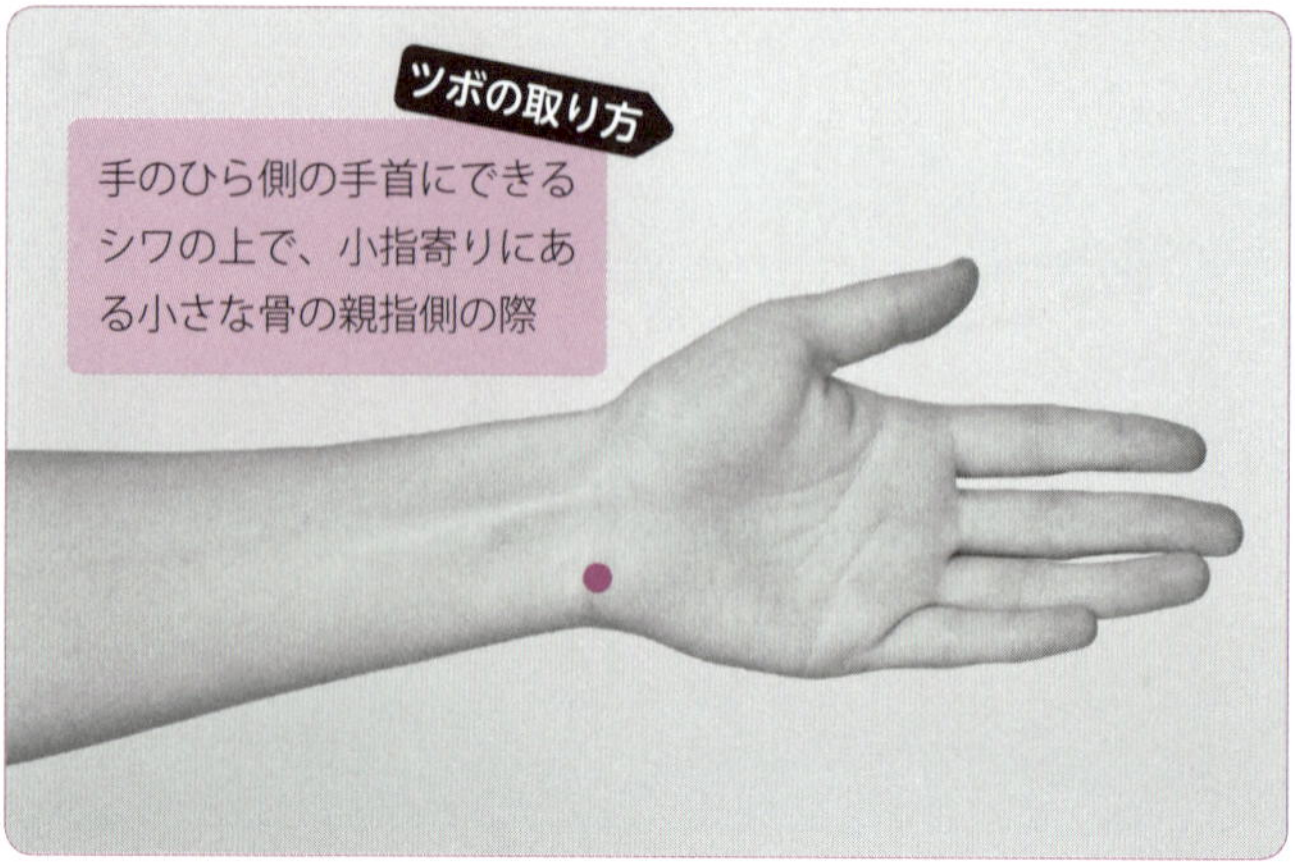

ツボの取り方
手のひら側の手首にできるシワの上で、小指寄りにある小さな骨の親指側の際

所属経脈……手の少《しょう》陰《いん》心《しん》経《けい》（詳しくはP.56）

効　用……「心」とつながりが深いツボです。心の働きはもちろん血を全身に送り出すことで体の各部へ栄養を運ぶことですが、東洋医学ではそれ以外に、心は精神活動の中心的な役割を担っていると考えます。こころは脳にあるのではなく、心にあると考えるのです。

ですから心をよい状態にすることは精神全般へとてもよい影響があります。

❻ 腕骨◆わんこつ

効能 消化吸収（食欲不振）、肩甲骨まわりのコリ

ツボの取り方
手の小指の側面を指のつけ根から手首に向けて触ったときに凹んでいるところ

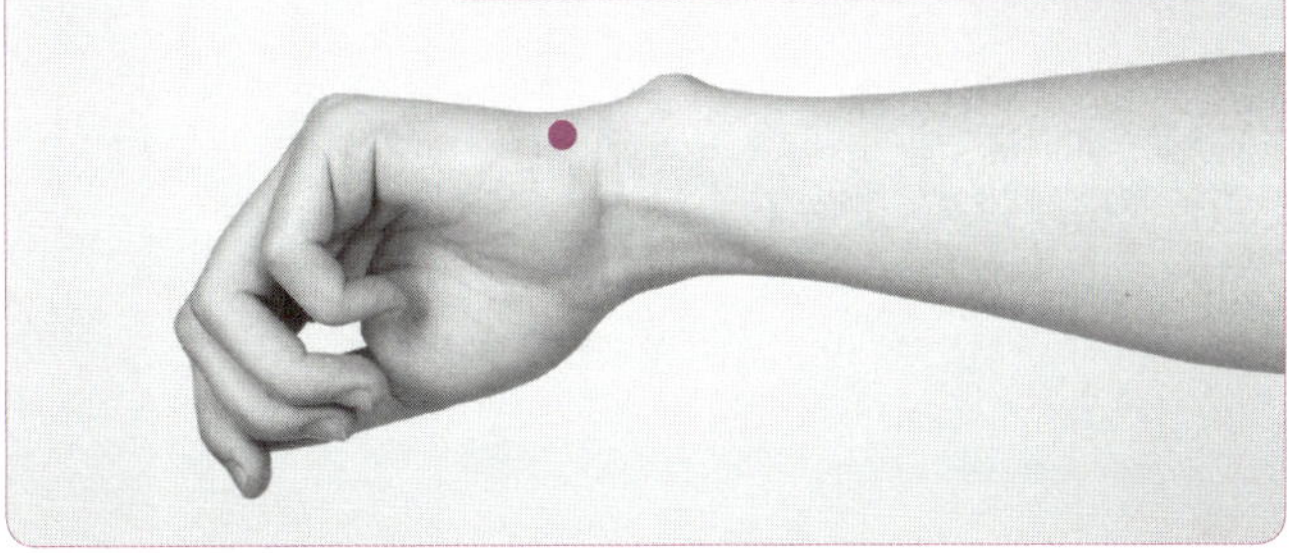

所属経脈……手の太陽小腸経《たいようしょうちょうけい》（詳しくはP.57）

効用……「小腸」とつながりが深いツボです。小腸は大腸と並んで消化にかかわる箇所ですから、消化吸収に効果がある一方で、小腸の経脈が通過している肩甲骨《けんこうこつ》周辺の諸症状（コリ、痛みなど）の改善にも効果的です。

⑦ 京骨◆けいこつ

効能 膀胱《ぼうこう》、背中や腰の痛み

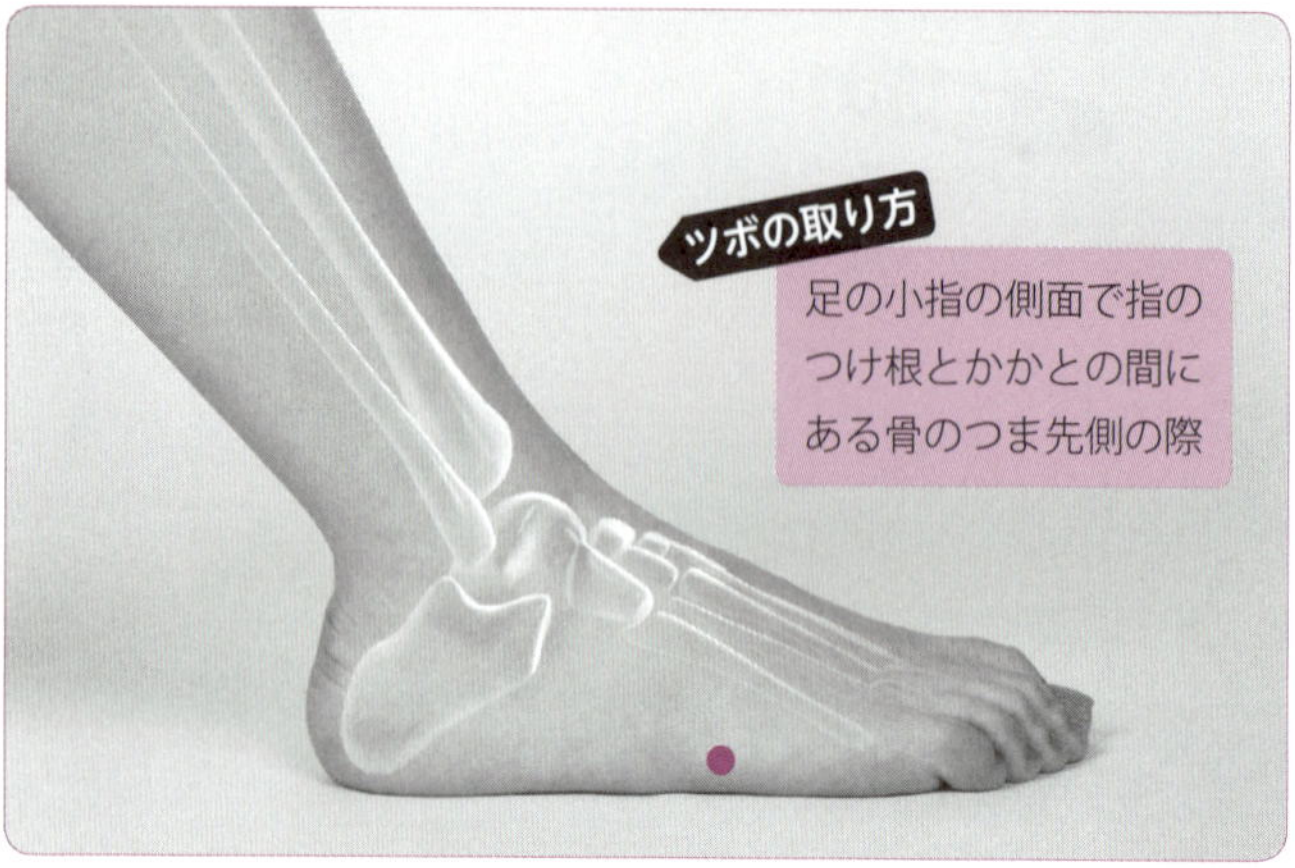
ツボの取り方
足の小指の側面で指のつけ根とかかとの間にある骨のつま先側の際

所属経脈……足の太陽《たいよう》膀胱《ぼうこう》経《けい》（詳しくはP.58）

効用……「膀胱」とつながりが深いツボです。膀胱には尿をためておく袋としての働きくらいしかありませんが、実は膀胱の経脈は背中や腰など体の背面をくまなく通っています。

そのため、首・肩のコリ、背部や腰部の痛みなど、それら通過部位の不調に効果が高いです。

❽ 太渓◆たいけい

効能 老化、アンチエイジング

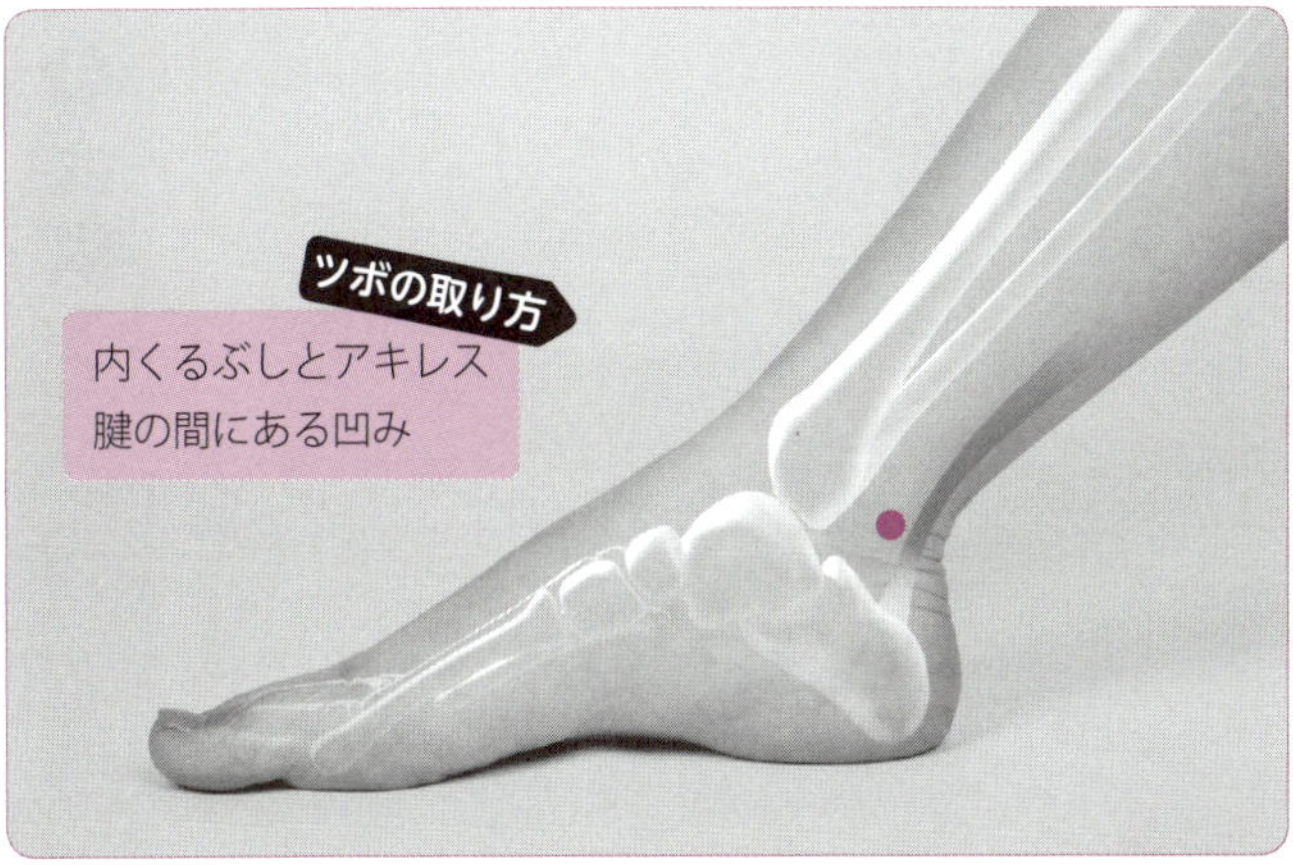
ツボの取り方
内くるぶしとアキレス
腱の間にある凹み

所属経脈……足の少《しょう》陰《いん》腎《じん》経《けい》（詳しくはP.59）

効用……「腎」とつながりが深いツボです。東洋医学では腎には先天的に元気の源である「精」がしまわれていて、この精が多いか少ないかが、成長や老化と深く関係していると考えます。養生という考え方も、この精をいかに浪費しないかということに尽きます。

ですから老化を少しでも遅らせるには、腎をよい状態に保つことが大切になります。つまり、ここは「スローエイジングのためのツボ」といえるでしょう。

❾ 大陵◆だいりょう

効能 心に関係する諸症状、みぞおち〜胃の不快感、痛み

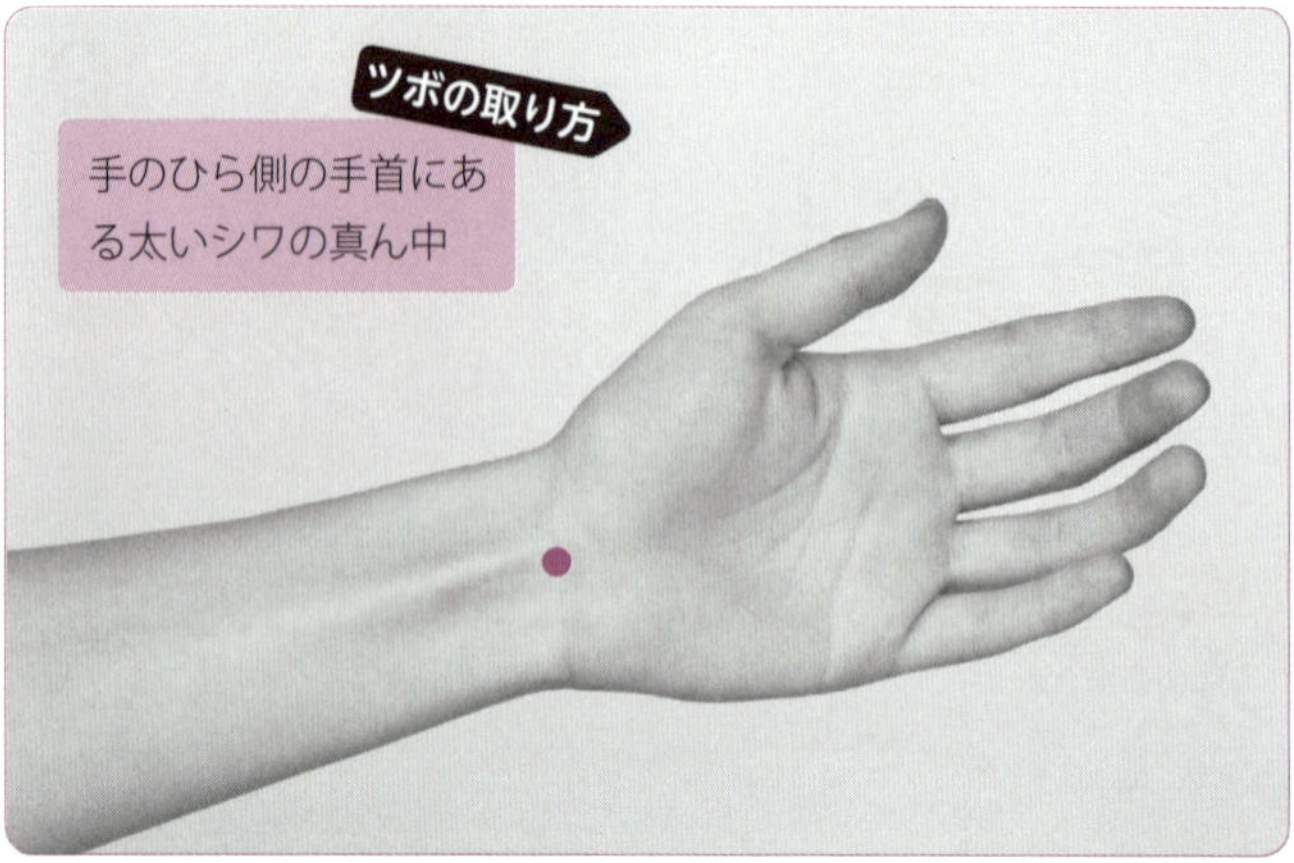
ツボの取り方
手のひら側の手首にある太いシワの真ん中

所属経脈……手の厥陰心包経《けついんしんぽうけい》（詳しくはP.60）

効用……「心包《しんぽう》」という臓とつながりが深いツボです。心包とは心を包む、つまり守っている臓のことです。

心は臓のなかでもひときわ大切で、「君主の官」などとも呼ばれます。

この心臓に何かあっては大変なのでそれを守る役割の臓が存在するのですが、それが心包です。ですからこのツボは、心に関係する諸症状を治すことができます。とくに、心のあるみぞおち辺りから胃にかけての不快感や違和感、痛みに効果があります。

⑩ 陽池◆ようち

効能 水分代謝、耳の諸症状

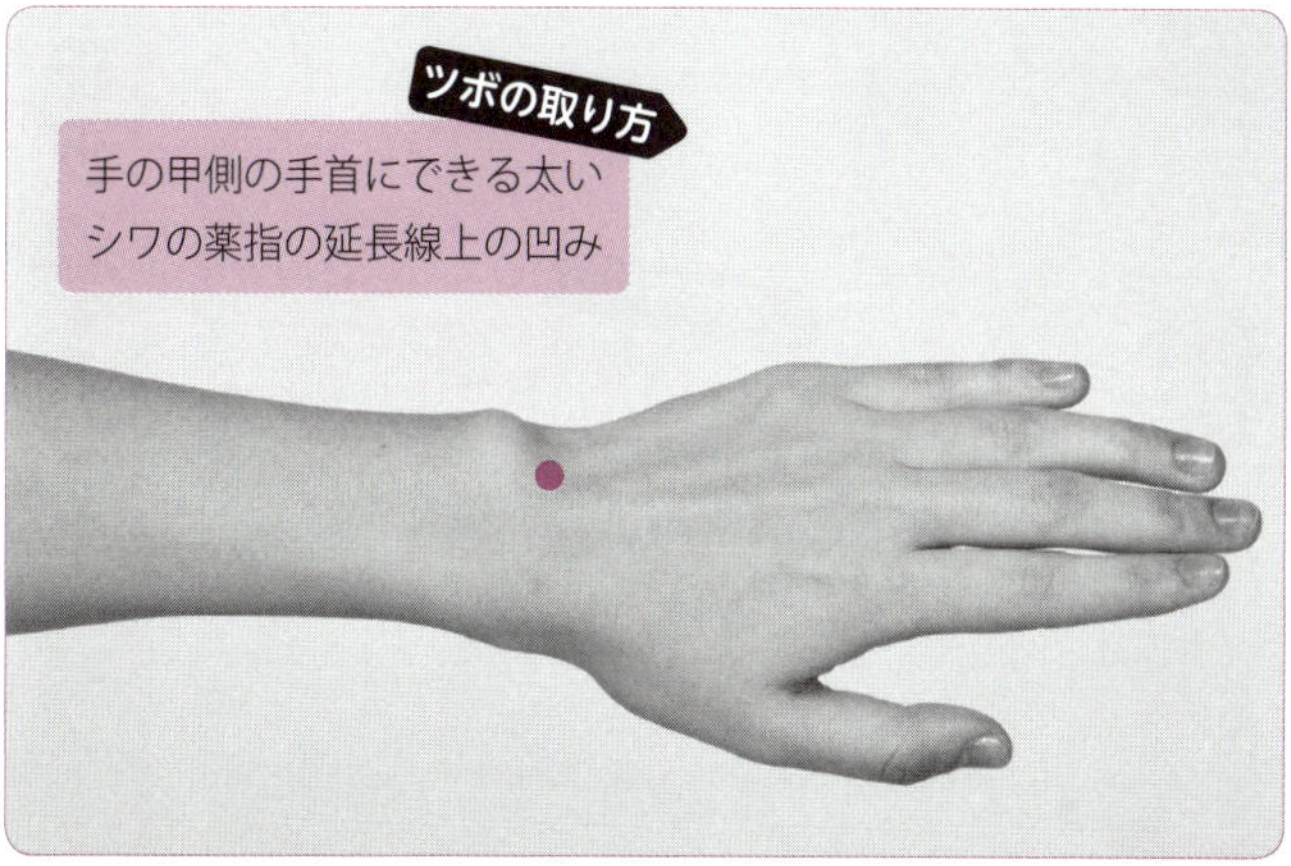
ツボの取り方
手の甲側の手首にできる太い
シワの薬指の延長線上の凹み

所属経脈……手の少陽三焦経《しょうようさんしょうけい》（詳しくはP.61）

効用……「三焦《さんしょう》」というちょっと特殊な腑とつながりが深いツボです。この三焦は、臓器としてこれといって相当するものがなく、機能だけを指す不思議な腑です。

主な働きとしては、体のなかの水分の代謝をコントロールします。三焦の経脈は耳を通っていることから、耳の症状にも効果があります。陽の池という意味のツボの名称とも関係しますが、ここにお灸をすると体が元気になるという使い方があります。

⑪ 丘墟◆きゅうきょ

効能 消化吸収、足首の捻挫

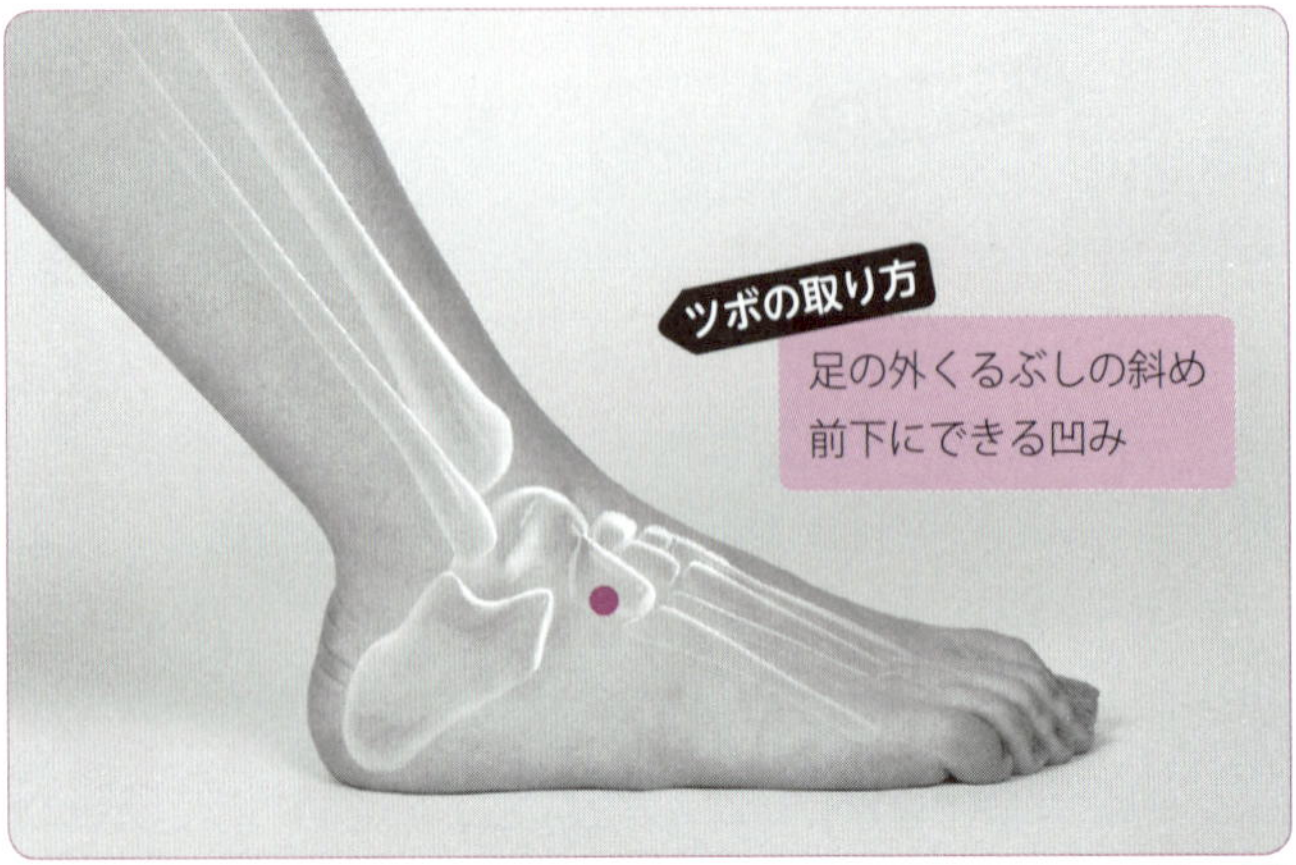
ツボの取り方
足の外くるぶしの斜め前下にできる凹み

所属経脈……足の少《しょう》陽《よう》胆《たん》経《けい》（詳しくはP.62）

効用……「胆」という腑とつながりが深いツボです。胆には脾胃の消化・吸収の働きを助ける作用があります。

また、胆の経脈は体の側面を流れていますので、体の側面部分の痛みなどにも効果があります。

⑫ 太衝◆たいしょう

効能 気・血の流れ、ストレス、イライラ、目の諸症状

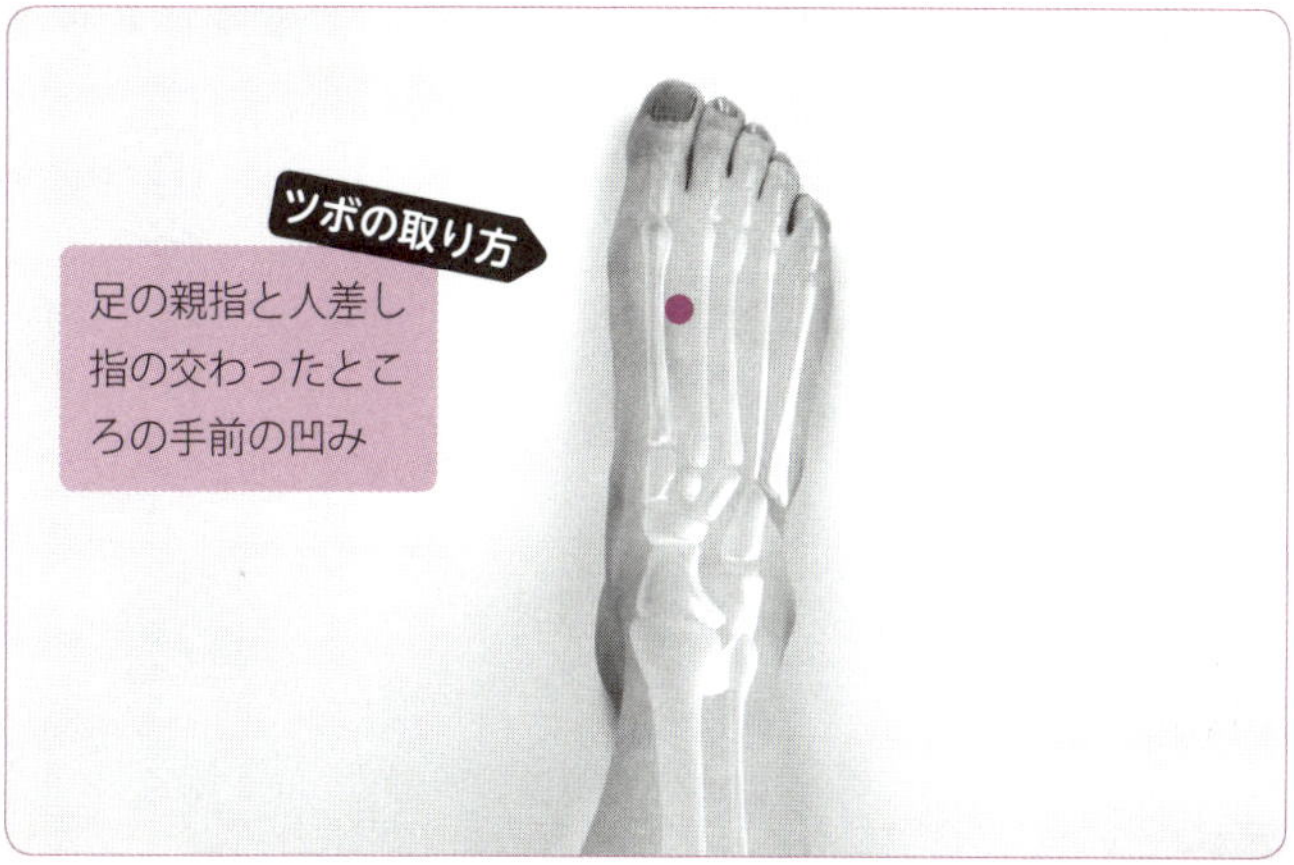
ツボの取り方
足の親指と人差し指の交わったところの手前の凹み

所属経脈……足の厥《けつ》陰《いん》肝《かん》経《けい》（詳しくはP.63）

効用……「肝」とつながりが深いツボです。肝は気の流れがよい状態にあると本来の機能を発揮すると考えられているので、気の流れが悪いときにここを刺激すると気を流す効果が得られます。

また肝は、全身の血の配分をコントロールしているので、血が不足することで起こる症状などにも効くほか、目、爪とも関係が深く、目の諸症状（眼精疲労など）、爪の変形などにも効果があります。

12の経脈がわかると、痛みや不調も軽くなる！

ツボが経脈の上にあることは先にお話ししましたが、その12本の重要な経脈（十二正経）について、それがどこを通っているのか、そして、どんな臓腑や体の器官と関係が深いかを少し説明しましょう。経脈が通っている部位や関係の深い臓腑や器官を知っておくことで、その経脈がどのような症状や病気を治すことができるかがわかります。

まずは経脈の名前の説明についてです。（上図）

手……手または足。経脈が主に通っているところを示しています

の

太陰……太陰・少陰・厥陰・太陽・陽明・少陽の６種類の陰陽の種類を示しています

肺……六臓六腑のうちもっとも関連が深いものを示しています

経

経脈の名前は3つの部分から成り立っています。

冒頭にくるのが手か足。これはその経脈が主に通っている体の部位を示しています。

次に陰陽の種類です。ここには太陰・少陰・厥陰《けついん》の3種類の陰か、太陽・陽明・少陽の3種類の陽のどれかが入ります。基本的に、**臓の経脈は「陰」、腑の経脈は「陽」**となっています。最後にくるのがその経脈ともっともつながりの深い臓腑の名前です。

それでは次のページから、12本の重要な経脈について具体的に見ていきましょう。

各経脈は名称に含まれている臓腑と関係が深く、その臓腑の機能が適切に発揮されるようにする働きがあります。また、経脈が通っている部位の痛みやしびれなどの症状を軽減する働きもあります。

このふたつが経脈の働きとしてはとても重要です。それ以外にも、ツボを探すときに経脈の流れを知っていると、正確な位置を見つけやすいです。

肺（呼吸器系）に関係

症状

せき、ぜんそく、のどの痛み

手の太陰《たいいん》肺経《はいけい》

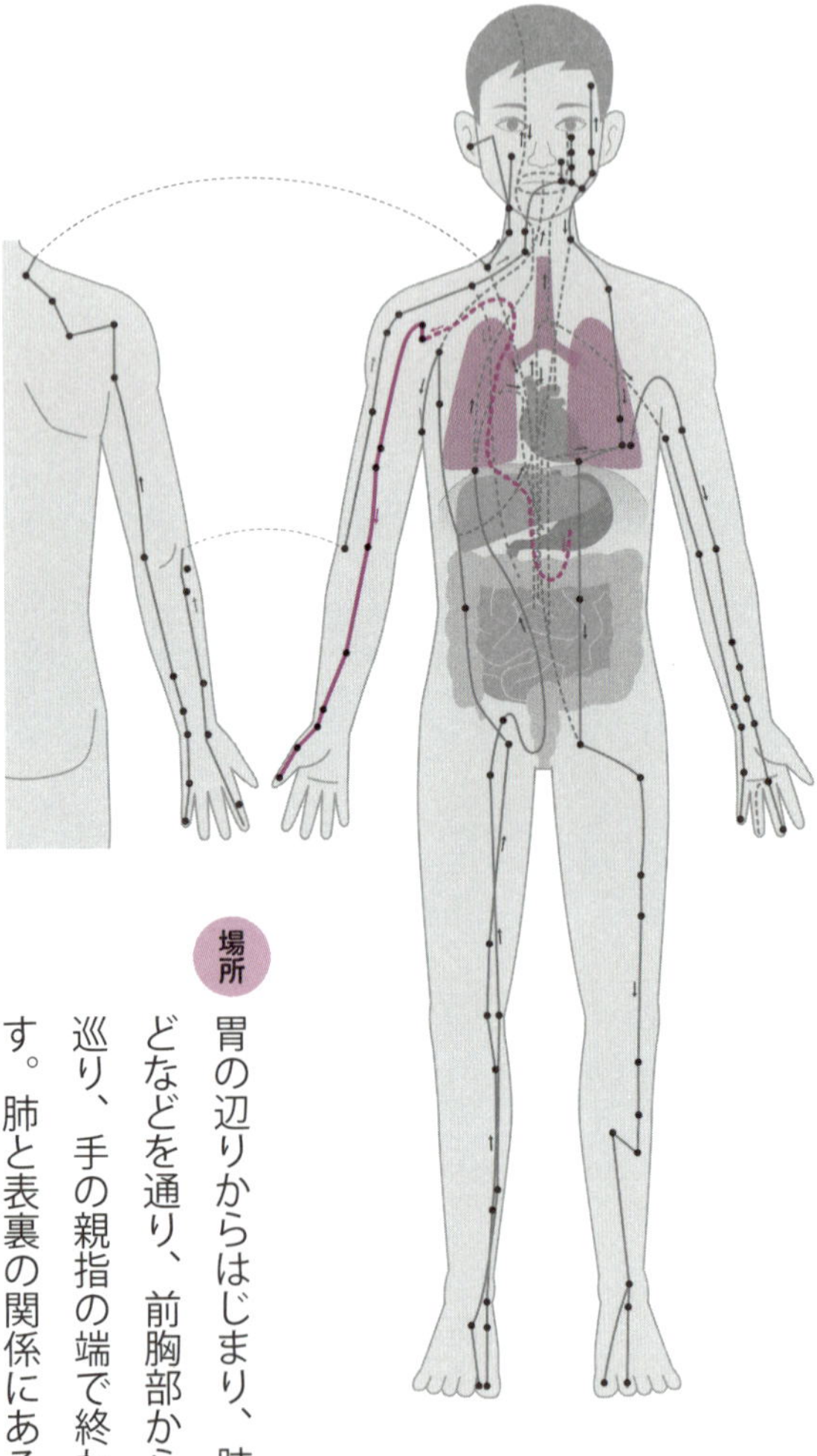

場所

胃の辺りからはじまり、肺、のどなどを通り、前胸部から腕を巡り、手の親指の端で終わります。肺と表裏の関係にある大腸とも結びつきがあります。

大腸（水分の吸収、排便）に関係

症状
便秘、下痢、歯の痛み

手の陽明《ようめい》大腸《だいちょう》経《けい》

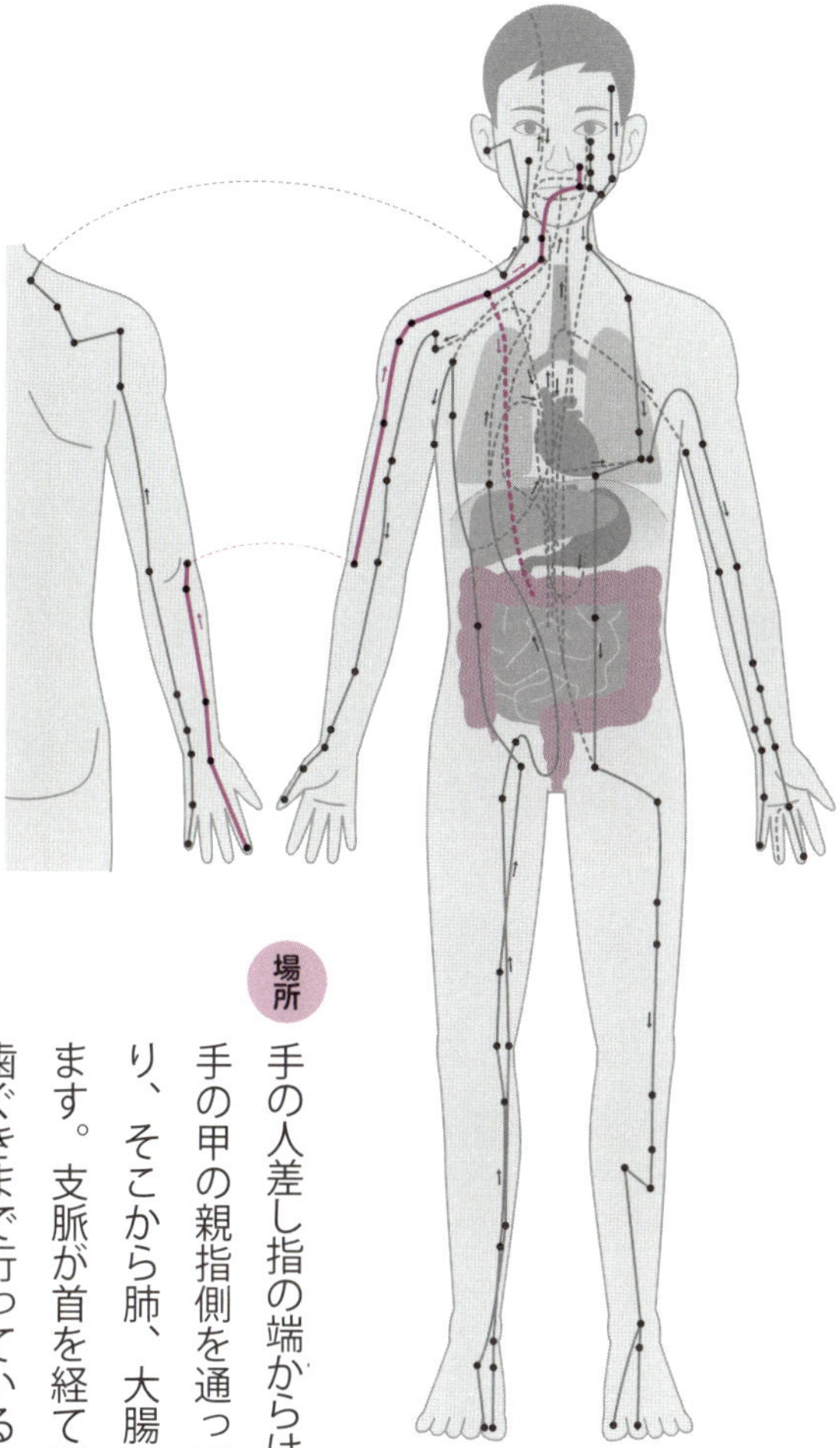

場所
手の人差し指の端からはじまり、手の甲の親指側を通って肩に至り、そこから肺、大腸で終わります。支脈が首を経て反対側の歯ぐきまで行っているため、歯の痛みにも効果があります。

胃（病気の治りの早さ）に関係

症状

食欲不振、胃もたれ

足の陽明《ようめい》胃《い》経《けい》

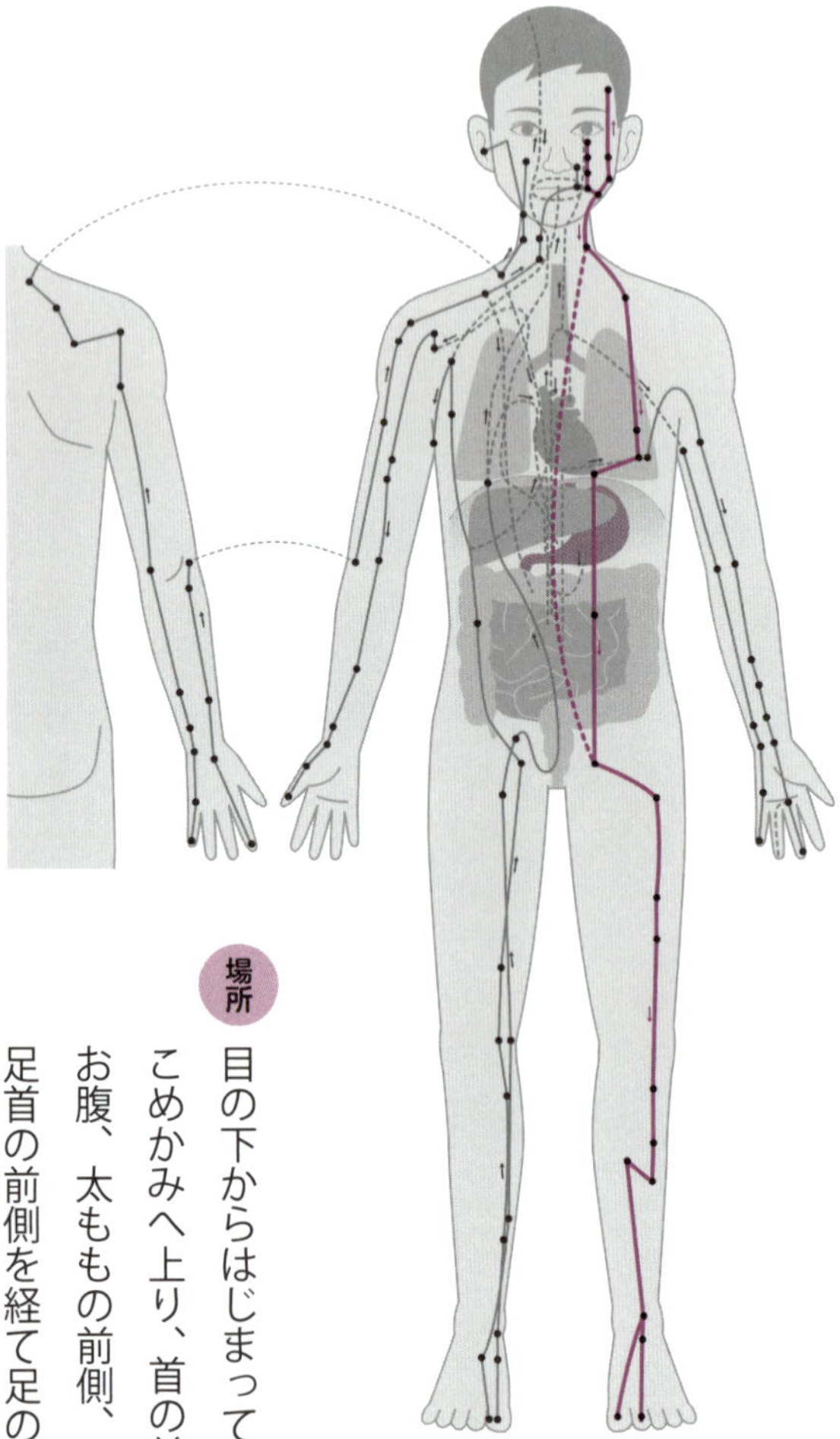

場所

目の下からはじまって、支脈はこめかみへ上り、首の前側、胸、お腹、太ももの前側、ひざから足首の前側を経て足の人差し指で終わる比較的長い経脈です。

脾《ひ》（消化器系全般）に関係

症状
消化不良、むくみ、水の代謝

足の太《たい》陰《いん》脾《ひ》経《けい》

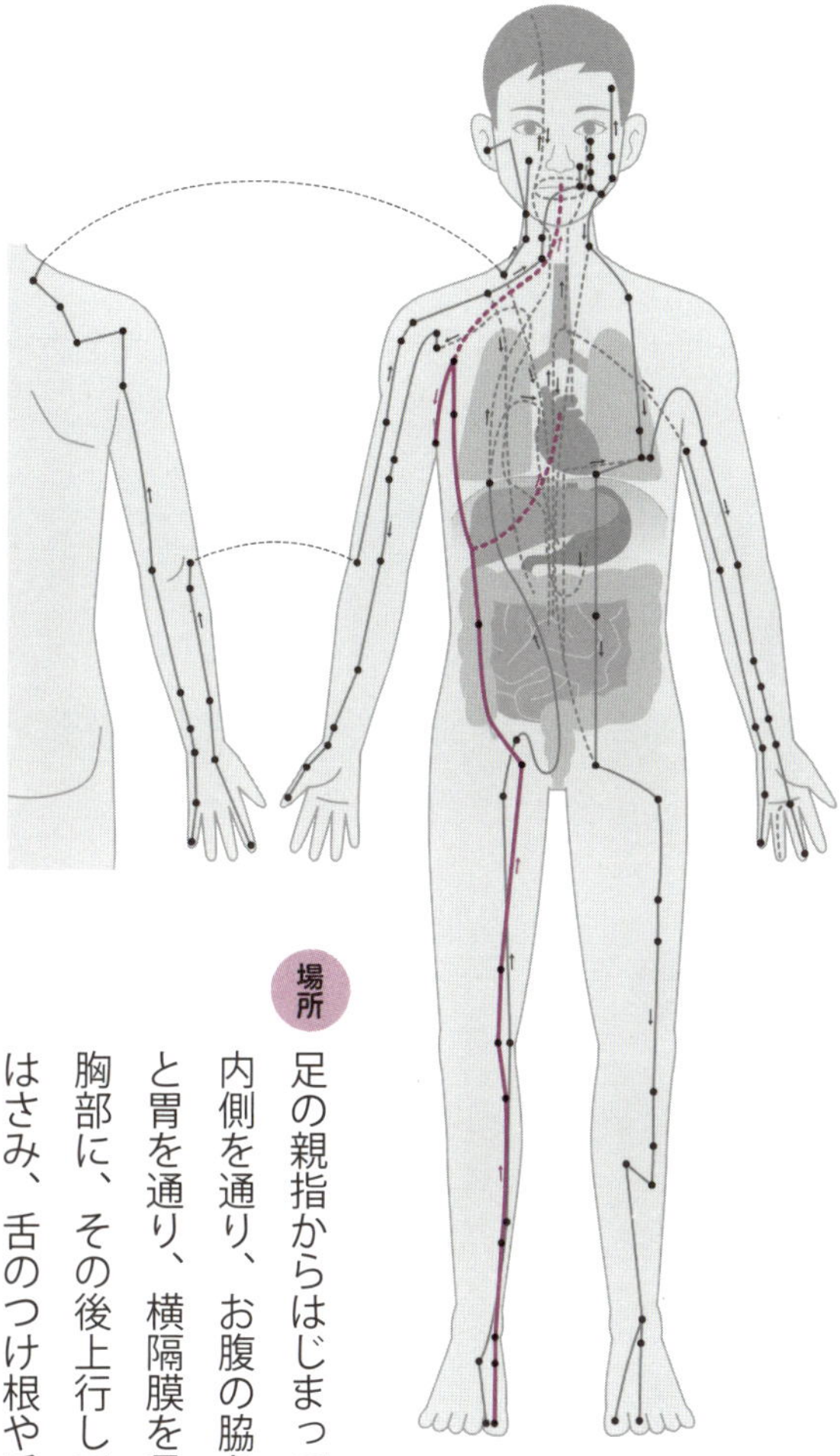

場所
足の親指からはじまって下肢の内側を通り、お腹の脇を経て脾と胃を通り、横隔膜を貫いて側胸部に、その後上行して食道をはさみ、舌のつけ根や舌の下に至ります。

心（精神全般）に関係

症状 心臓の不調、メンタル面の不調

手の少《しょう》陰《いん》心《しん》経《けい》

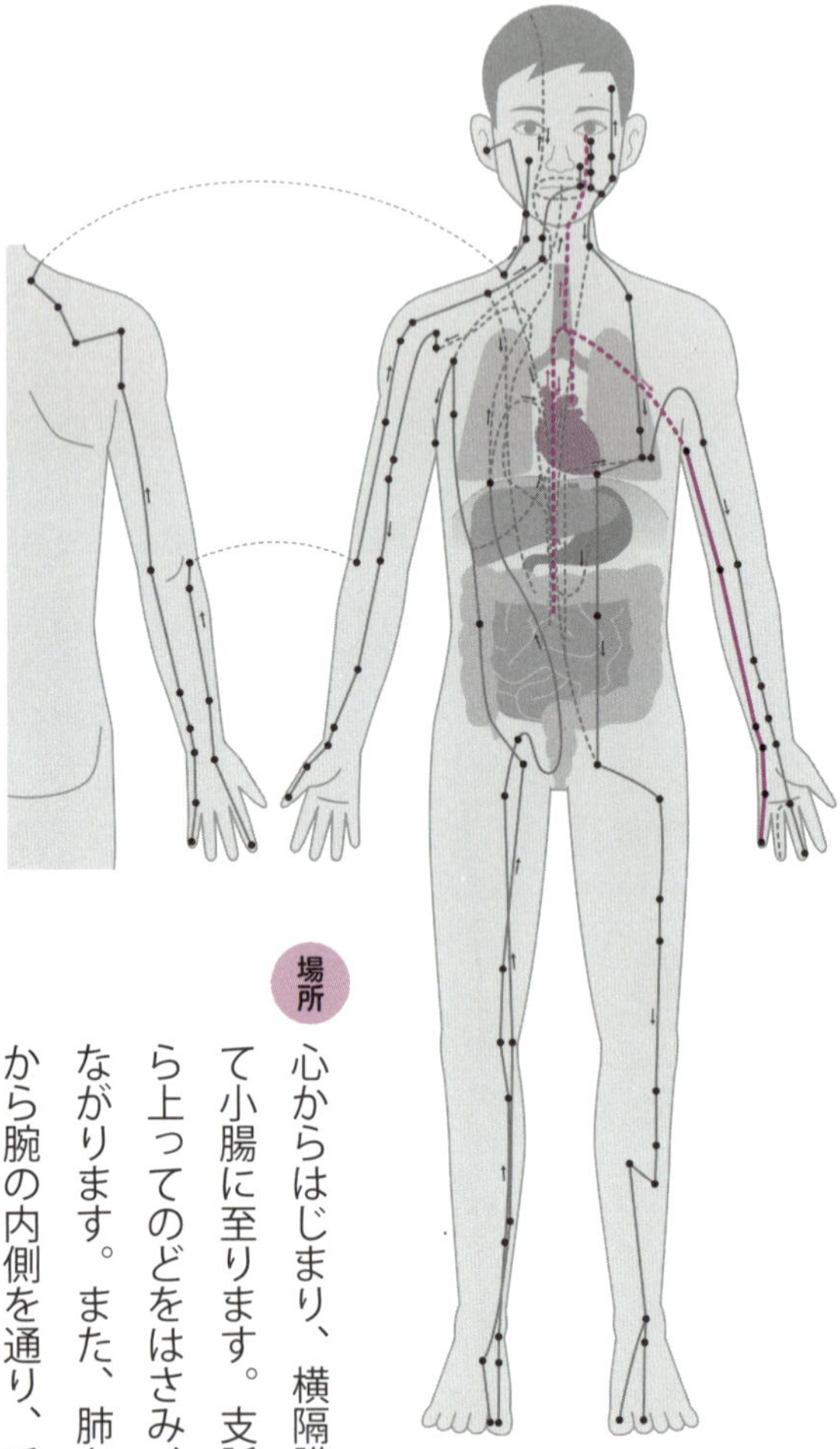

場所 心からはじまり、横隔膜を貫いて小腸に至ります。支脈は心から上ってのどをはさみ、目につながります。また、肺を経て脇から腕の内側を通り、手の小指の端で終わります。

小腸（栄養分の分別）に関係

症状

食欲不振、のど、ほおの痛み

手の太《たい》陽《よう》小《しょう》腸《ちょう》経《けい》

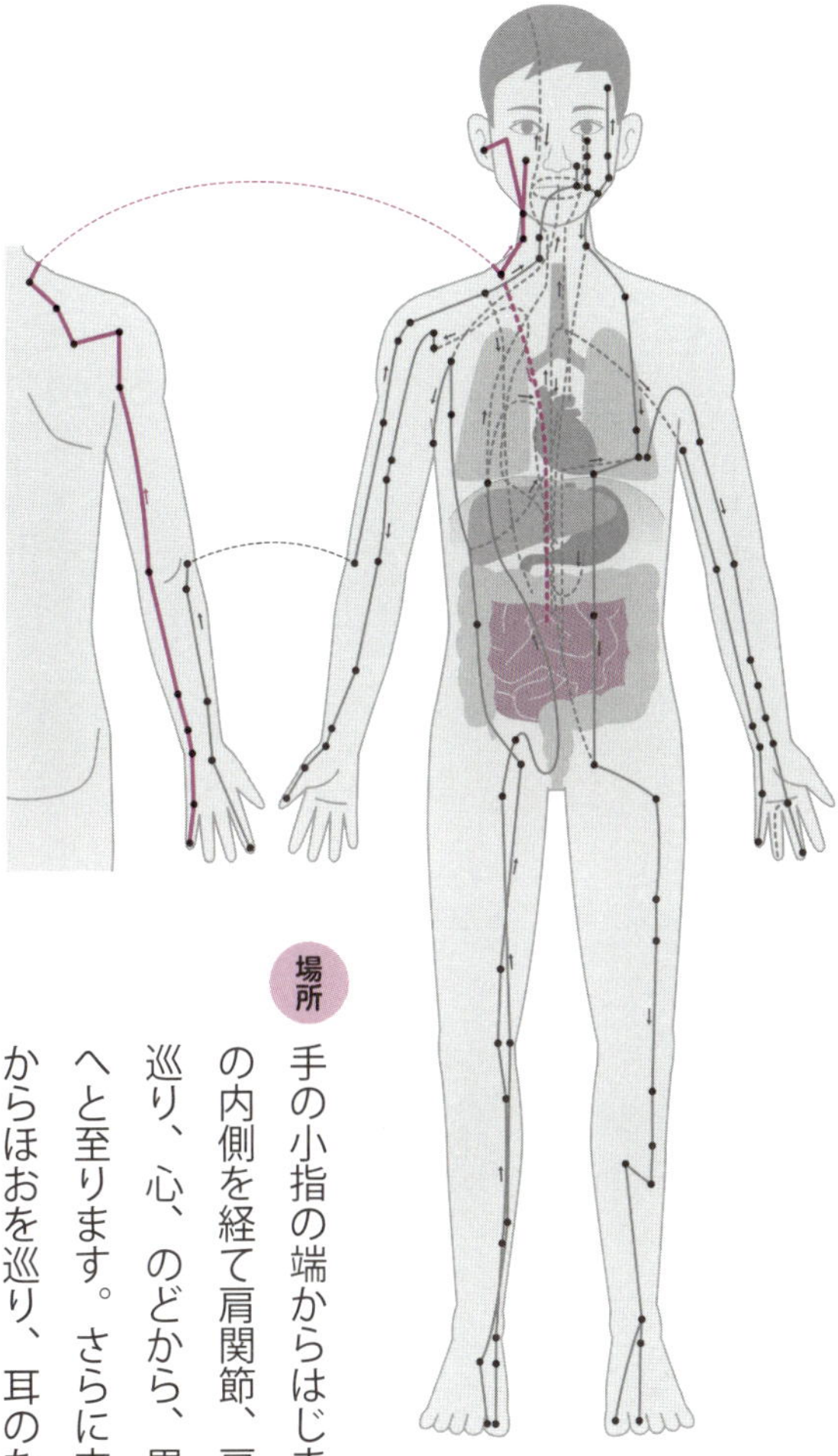

場所

手の小指の端からはじまり、腕の内側を経て肩関節、肩甲骨を巡り、心、のどから、胃、小腸へと至ります。さらに支脈が首からほおを巡り、耳のなかに入ります。

足の太陽《たいよう》膀胱《ぼうこう》経《けい》

膀胱《ぼうこう》（背中、首、腰）に関係

症状 首、肩のコリ、腰痛

場所 目の内側からはじまり、頭頂部を経て、後頸《けい》部、背部、腰部、臀《でん》部などを巡り、下肢の後面を巡って足の小指の端で終わります。臓腑では膀胱と腎とつながっています。

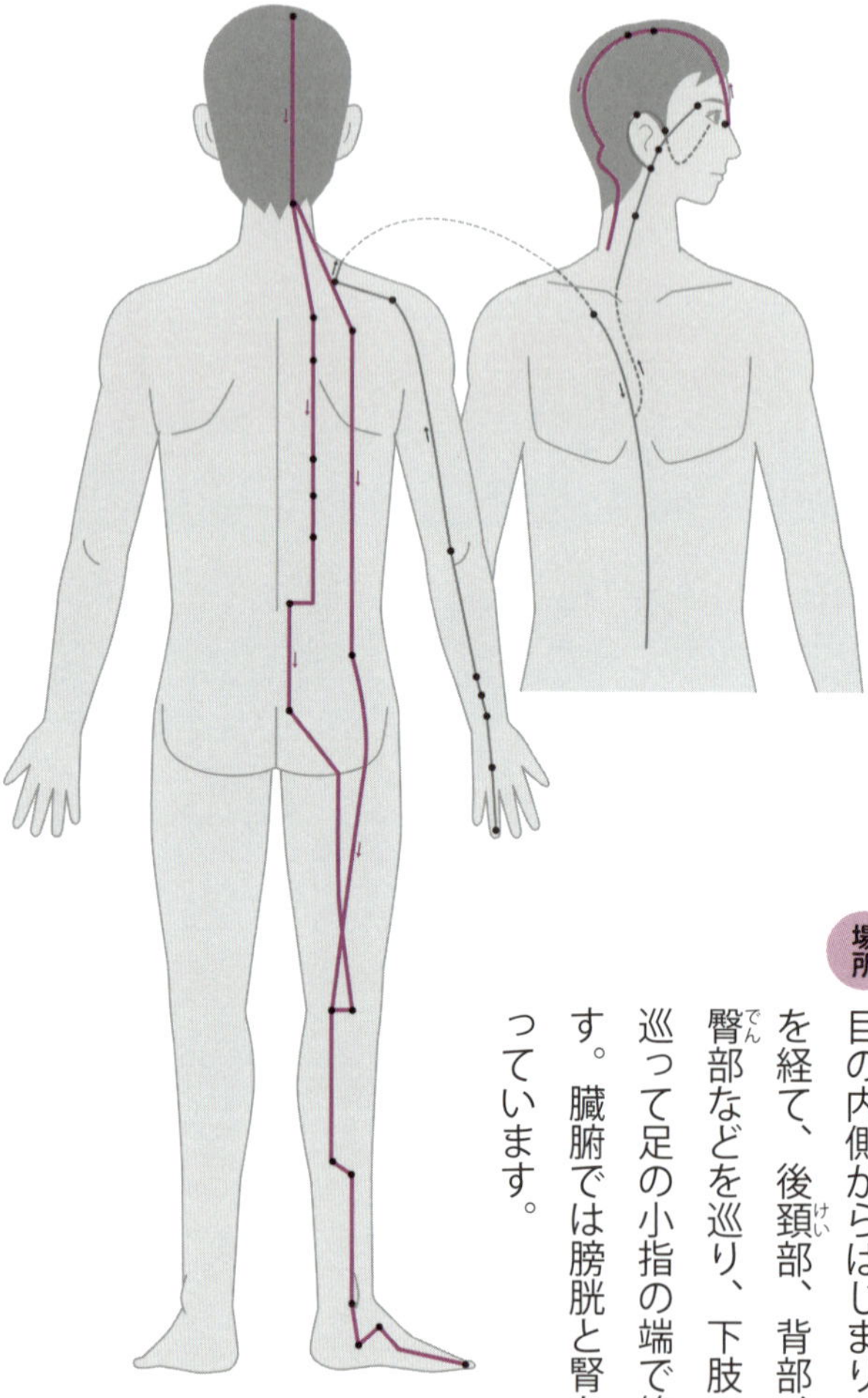

腎（成長、生殖、老化）に関係

症状

アンチエイジング、不妊

足の少《しょう》陰《いん》腎《じん》経《けい》

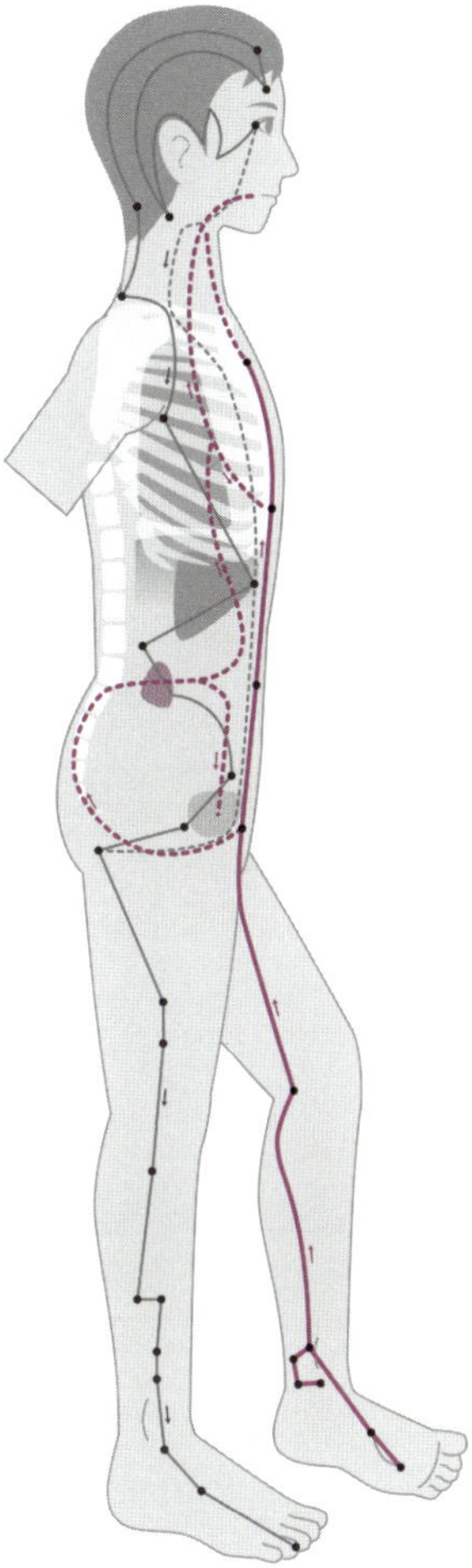

場所

足の小指の裏からはじまり、足底を経て下肢の内側を上り、腎、肝を経てのど、舌で終わります。

手の厥陰心包経《けついんしんぽうけい》

心包（心、前胸部）に関係

症状

胸の痛み、みぞおち辺りの不快感

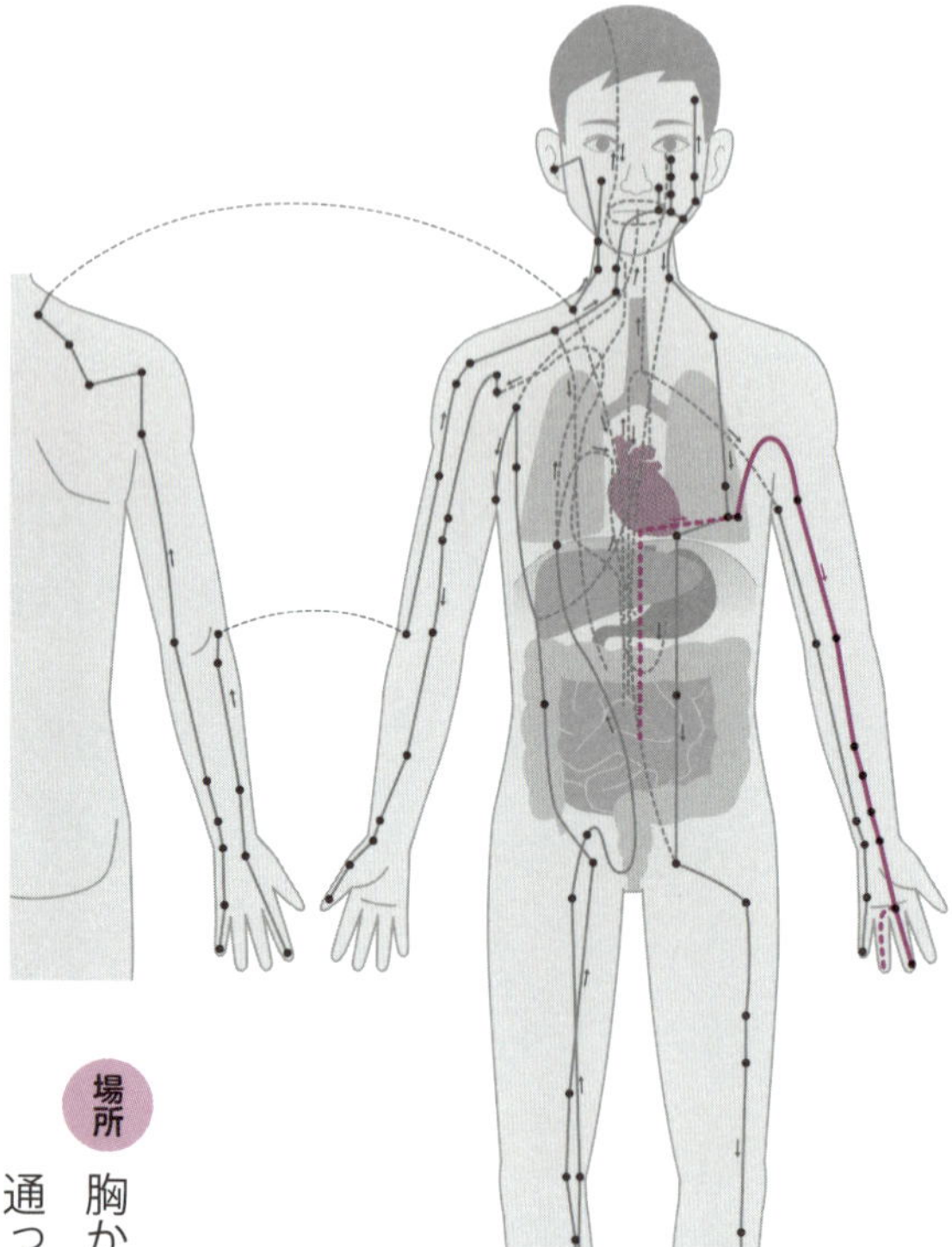

場所

胸からはじまり、心包、三焦を通って脇の下から腕を経て、手の中指の端で終わります。

手の少陽三焦経《しょうようさんしょうけい》

三焦《さんしょう》（体内の水の巡り）に関係

症状

水の代謝、むくみ

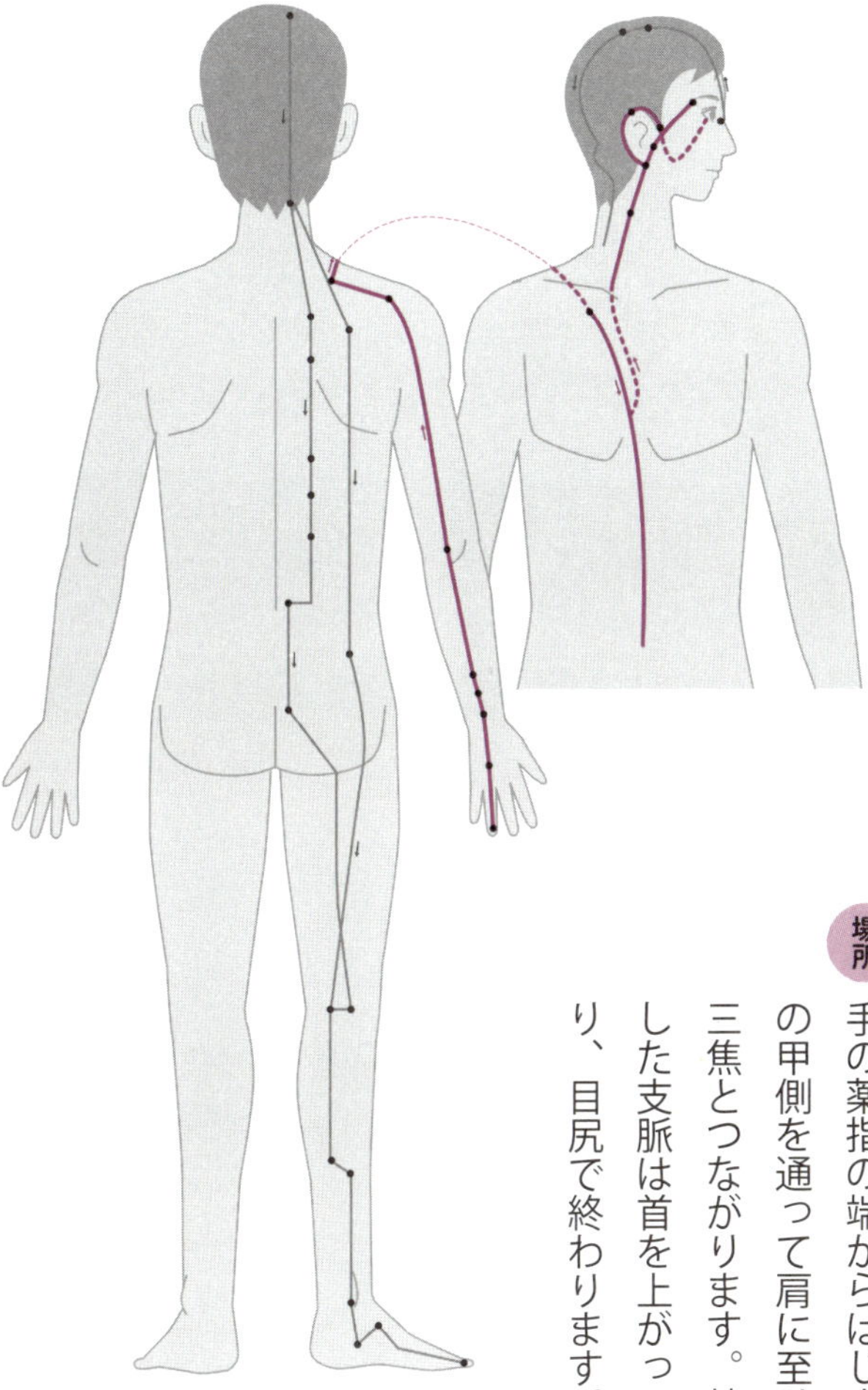

場所

手の薬指の端からはじまり、手の甲側を通って肩に至り、心包、三焦とつながります。枝分かれした支脈は首を上がって耳を巡り、目尻で終わります。

胆（消化）に関係

症状

消化不良、胃のもたれ

足の少陽《しょうよう》胆経《たんけい》

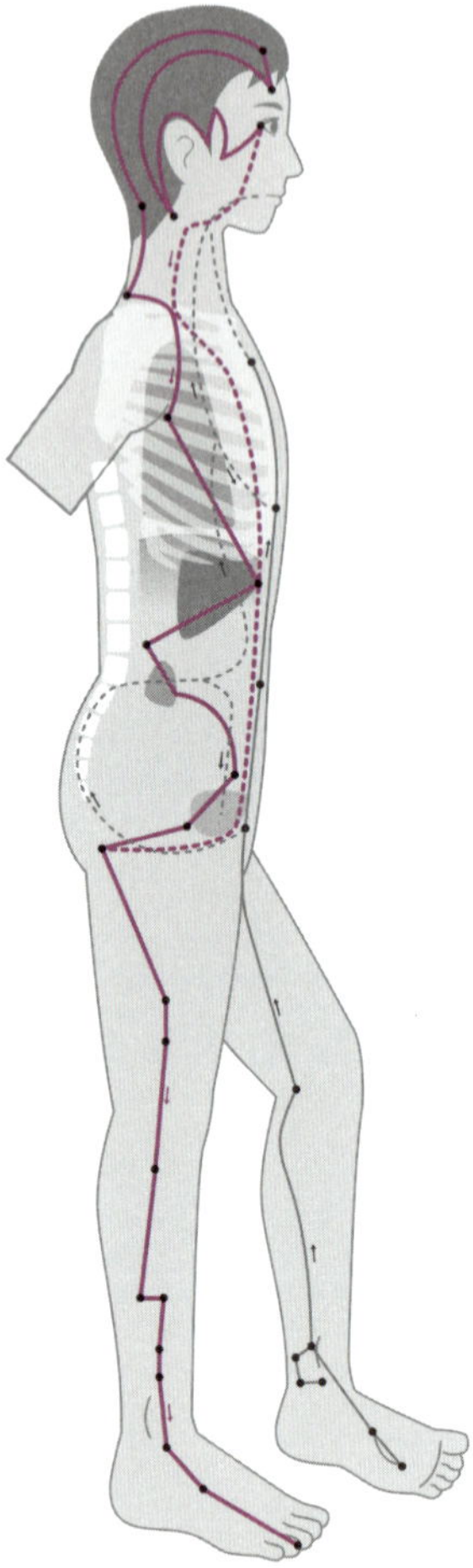

場所

目尻からはじまり、耳を通って側頭部から首を経て肝、胆につながります。支脈は肩から脇を経て体の側面、下肢の外側を下り、足の薬指の端で終わります。

肝（目、筋肉）に関係

症状

ストレス、目の痛み、筋肉の痛み、しびれ、けいれん

足の厥《けつ》陰《いん》肝《かん》経《けい》

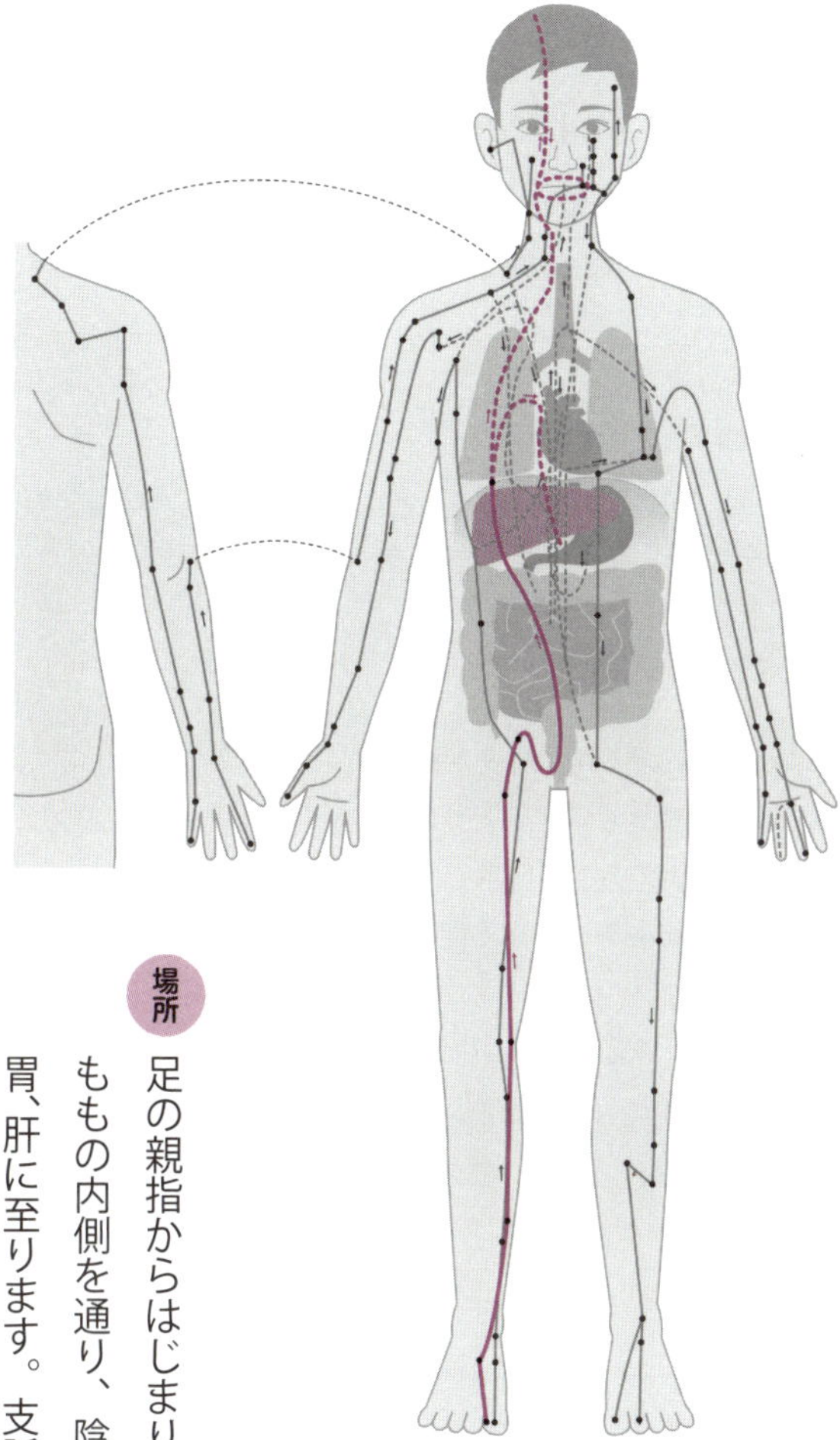

場所

足の親指からはじまり、ひざ、ももの内側を通り、陰部を経て胃、肝に至ります。支脈はのど、鼻、目へと連絡しています。

COLUMN

ごまやつまようじで「ツボ押し」

鍼を刺すのは嫌だけど、指でツボを押しても効果があるんだろうか？　と思っていらっしゃる方もいると思います。そういう方におすすめなのは「つまようじ」です。この本で紹介しているグリグリという強い刺激のときは尖っているほうで、ユルユルと柔らかい刺激のときは尖っていないほうで押すようにしましょう。

また、ツボ押しの効果を持続させるために、ごまのような小さな種子などをテープでツボに貼っておくのもいいですよ。

刺さない「鍼」もある

鍼は痛いものと思っているかもしれません。韓国ドラマに出てくる鍼や中国の鍼は結構太いので、そのような印象を持ってしまいがちです。ですが、実際のところ日本で使われている鍼の太さは、注射針の先の、薬液を注入するために空いている小さな穴のなかにスッポリと入ってしまうくらいの細さです。細いものでは髪の毛より少し太いものもあります。また、まったく刺さずに鍼を皮膚に接触するだけという治療方法もあります。これはまさに痛みのない鍼治療です。けれど、それでも十分に効果があるのです。

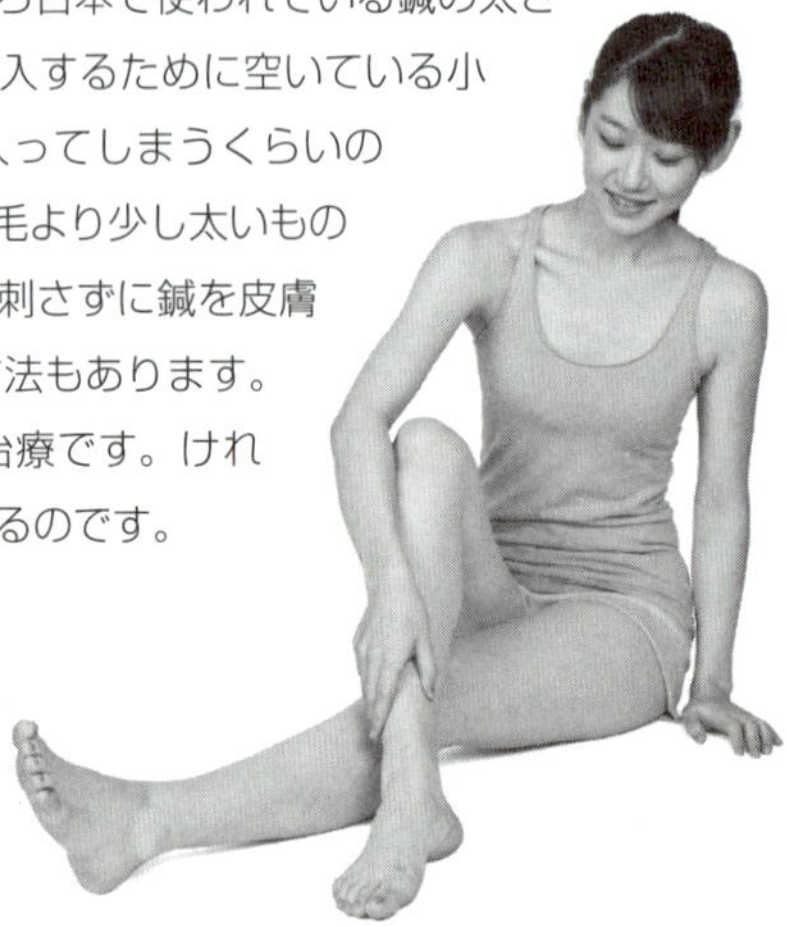

第2章

「グリグリ」押しと「ユルユル」押し

押し分けであらゆる不調を撃退！

同じ「痛い」でも、「キリキリ」痛いのか、張ったように痛いのか
重だるいのか、それともなんとなく痛いのか……
いろいろありますよね。
この章では、カラダの症状に合わせた
2種類のツボの「押し方」をご紹介します。

押し方を間違えると逆効果になることも……！

ツボ、というとついグリグリと強く押してしまいがちですが、ただ強く押せばいいというわけではありません。押すだけでも効果がありますから、押し方を間違えると逆効果になることもあるのです。また、「この症状にはこのツボ」というように、すべてが一対一で対応しているわけではありません。

たとえば、手にある「合谷《ごうこく》」と足にある「三陰交」というツボです。合谷に強めの刺激、三陰交に優しい刺激を加えると、どちらも安胎（妊娠中の胎児を安定させる）効果があるといわれていますが、逆に合谷に優しい刺激、三陰交に強い刺激を加えると堕胎効果があるとされています。そのため、妊婦さんにツボ刺激を行なうとお腹の赤ちゃんに影響が出てしまうこともあるのです。これは極端な例ですが、実際にツボへの刺激は間違えないようにするのが大切であることを知っておいてください。

押し方は2パターン
グリグリ（ハード押し）、ユルユル（ソフト押し）

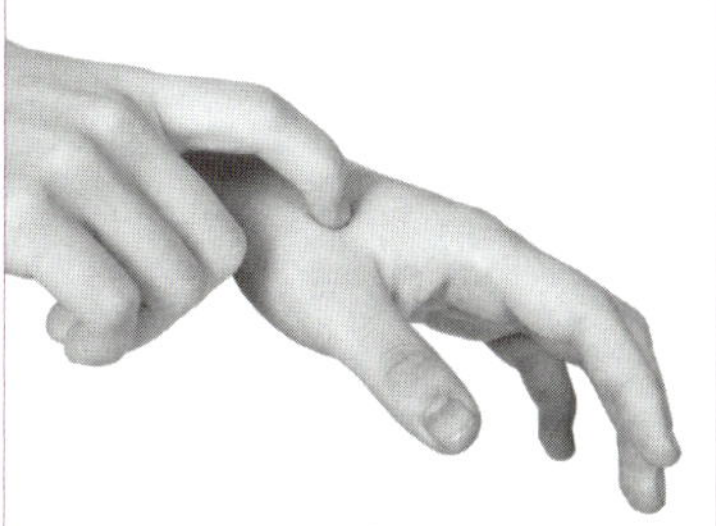

グリグリ押し

ハードに深く押す

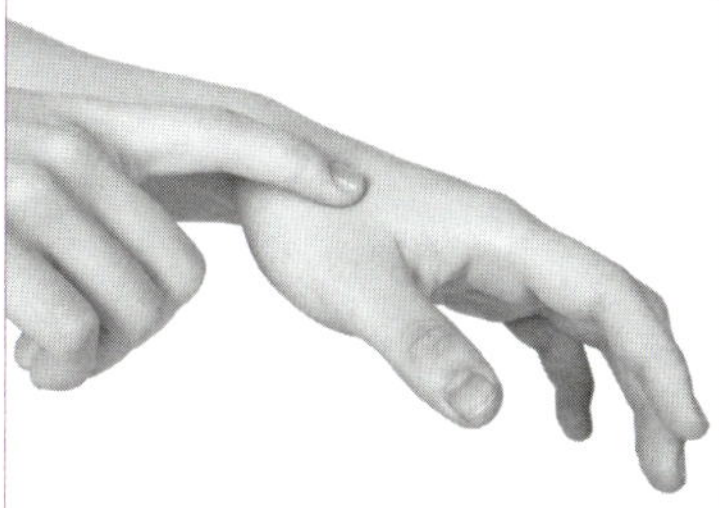

ユルユル押し

ソフトになでるように押す

ツボは、そのときの身体の状態や反応によって押し方を変えましょう。

東洋医学ではツボの反応を大きくふたつに分けて考えます。

ひとつは「実」。これは有余という意味で、体に不必要なものが存在すること。あるいは気・血・水などの流れが停滞していることです。この場合には**ツボへの刺激はハードなほうが効きます**。

もうひとつは「虚」。これは不足という意味で、体に必要なものが不足している状態、あるいは機能が低下していることです。この場合には**ツボへの刺激はソフトなほうが効きます**。

たとえばお腹が冷えて強い腹痛を伴う下痢をしているようなときに、お腹をグリグリ押したらかえってお腹が痛くなってしまいますよね。そのようなときには優しく手をお腹に当てて、温めたいと思うでしょう。

同じように、ツボも強く押したほうが効果が高いというのは間違いです。状況に応じてソフトに押す場合とハードに押す場合を使い分ける必要があります。

それでは、その使い分けのコツについて少し説明しましょう。

「強い痛み」……過剰を取り除くときには「グリグリ」「ハードに」「強く」

強い痛みやコリなどは東洋医学の考え方では「実」といわれ、体にとって「余分なもの」。これらは取り除かなければなりません。そこで押し方はグリグリと少し強めに行ないます。「ツーン」「ズーン」という響きを感じるようにしっかり押してください。

「なんとなく不調」……不足を補うときには「ユルユル」「ソフトに」「弱く」

なんとなく不調という症状は、東洋医学の考え方では「虚」といわれ、体に必要な「気」「血」「水」などが不足している場合が多いのです。そのようなときは足りないものを補う必要がありますが、その場合の押し方はユルユル。ソフトになでながら足りないものを補う気持ちを込めましょう。

この2ステップで不調を撃退！

東洋医学、とくに鍼灸《しんきゅう》や指圧などで体の不調を治すときに重要なのは、経脈とツボです。基本的にツボは経脈の上にありますから、経脈を意識すると見つけやすくなると同時に治療効果も高めることができます。

❶経脈のラインを流す

経脈の代表的なものには12本あることは前に書きましたが、この経脈の流れているルートを軽く流してあげましょう。経脈には気血が流れていると考えられていますので、このラインを軽くこすり、流れをよくしましょう。指先や手のひらを軽く皮膚に当てて、あまり強く圧を加えないようにさすります。そうすると、特定の部位の感覚がほかと違う場合がありますが、そこがツボです。その場所を忘れないようにしましょう。

経脈を流すときに大切なことがひとつあります。それは方向です。経脈には流れている方向があるのです。ですからその流れを意識してこするようにしましょう。流れの方向の基本的なルールは、手の陽と足の陰の経脈は指先から体幹方向に、手の陰と足の陽の経脈は体幹から指先方向になります。

❷ツボを軽く押す

経脈を流したときに、違和感やほかとは違う感覚、または痛みなどを感じたところがツボです。経脈のラインを流した後にツボを軽く押すことで、単独でツボのみを押すよりも効果を上げることができます。このときは、あまり強く押す必要はありません。流れがよくなることをイメージして、やさしく押してみましょう。

痛み別のツボ押し

〝キリキリ〟痛い？〝ガンガン〟痛い？〝なんとなく〟痛い？

痛みも、よく考えてみるとその種類はいろいろあります。

たとえば、「頭が痛い」といった場合、キリキリ痛む場合もあれば、ガンガン痛むときもあるでしょう。それから、痛みは感じるけれど「我慢できるかな？」といった鈍い痛みもあると思います。東洋医学では、痛みの種類によって、その原因をある程度推察

痛みの種類	原　　因
❶ キリで刺されたような鋭い痛み	「血」の流れの停滞
❷ 張ったような感じで痛い	「気」の流れの停滞
❸ 重だるい感じで痛い	「水」の流れの停滞
❹ 我慢できる程度の鈍痛	「気」の不足
❺ 温めると気持ちいい、または痛みが楽になる	「冷え」が原因
❻ 冷やすと気持ちいい、または痛みが楽になる	「熱」が原因

できると考えています。

ここでは痛みの種類別にその原因を表にまとめてみました。

❶血の流れが悪くなると、「瘀血《おけつ》」というものが体に生じます。この場合はキリで刺されたような鋭い痛みを感じます。

❷気の流れが悪くなると「気滞」という状態になります。気は空気でもありますから、ため息やげっぷ、おならなどで空気が動くと少し楽になるという特徴があります。気の動きが悪いので、なんとなく張った感じの痛みです。女性で生理前や生理のときに胸が張るという方は、気滞である可能性が高いです。

❸水の流れが悪くなると湿、痰《たん》、飲、水毒と呼ばれる物質が生じると考えられています。自然界では水は基本的に低いほうへ向か

って流れるので、体の下のほうにたまりやすくなります。その結果、重だるい感じの痛みを生じるのです。

❹気が不足した場合は、それほど強い痛みではない、いわゆる鈍痛が生じやすいです。我慢はできるけれどなんとなく痛いといったときは、気の不足かもしれません。そのような場合は、ゆっくり休むことがいちばんの解決法です。

❺❻痛みと寒熱の関係も重要です。どこか痛いところがあると湿布をすることが多いと思いますが、逆効果になることもあります。痛い場所が熱を持っているときは冷やすと気持ちがいいし、痛みも楽になることが多いので、まずは冷やしましょう。ですが、熱が取れたら、こんどは冷やさないほうがいい場合が多いです。お風呂などに入って温まると気持ちがよくなり、痛みが楽になったりしますよね。こういうときは温めましょう。東洋医学では痛みの一番の原因は「冷え」だと考えています。安易に痛いところを湿布で冷やすのは禁物です。

第3章

【お悩み別】症状に「効く！」方法、教えます！

肩こり、腰痛、むくみ、冷え症、頭痛、疲れ目、
胃の不調、不眠、イライラなど……
この章では、よくあるお悩み症状別に効く「ツボ」と、
その解消法をご紹介します。

肩こり
（首、鎖骨の前、肩甲骨の間）

肩こりにはいろいろなタイプがあります。原因もこる場所もさまざまです。ここではよくあるふたつのタイプに分けてご紹介します。

イラッとしやすいタイプ

こんなタイプは気と血の流れが滞っているので、**合谷**（Ⓗ）、**外関**（Ⓗ）、**京骨**（Ⓗ）をセレクト。合谷で気の流れをよくし、外関で肩全体に効果を広げ、京骨で首肩を主に流れている膀胱経の気を流して肩こりを解消します。さらに気と血の流れをよくするために肩甲骨を大きく回してみると効果アップ。

その他の症状

- □目の下にクマができやすい
- □肌がカサカサしている
- □生理が不安定

合谷
ごうこく

手の甲側で親指と人差し指の骨の合わさり目の前で、人差し指寄り

Ⓗグリグリ押し

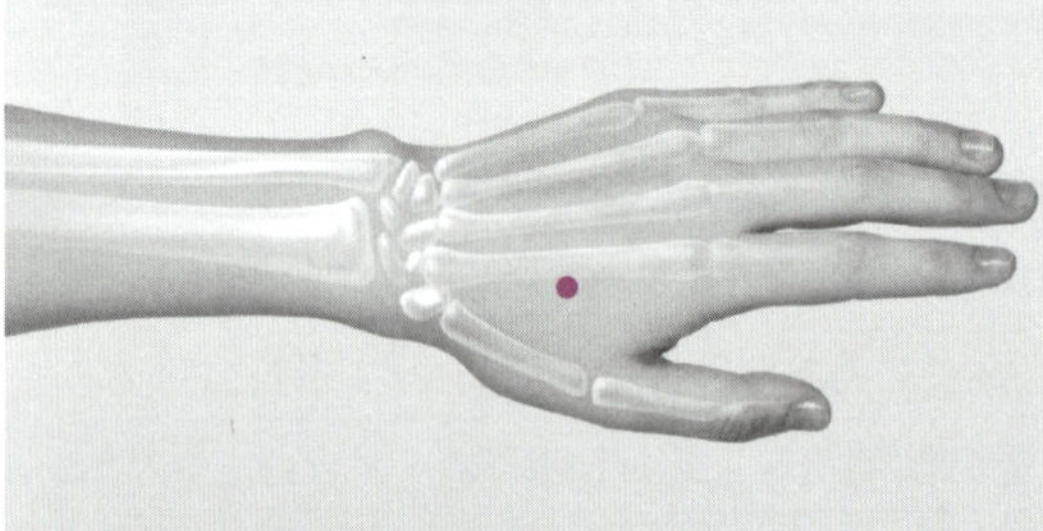

外関《がいかん》

手の甲側で手首の太いシワの真ん中から
指３本分ひじ側

Ⓗグリグリ押し

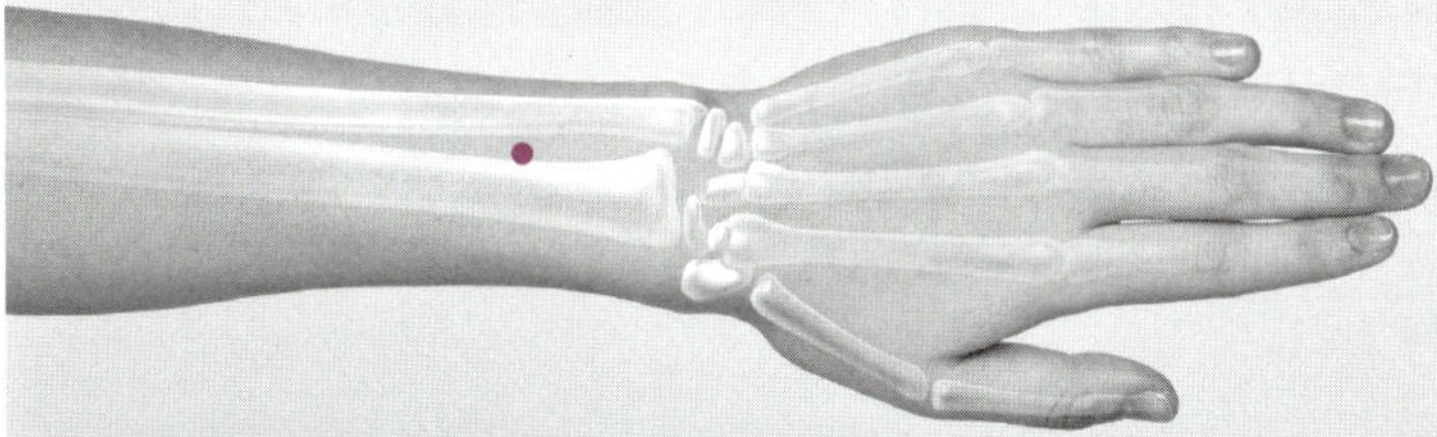

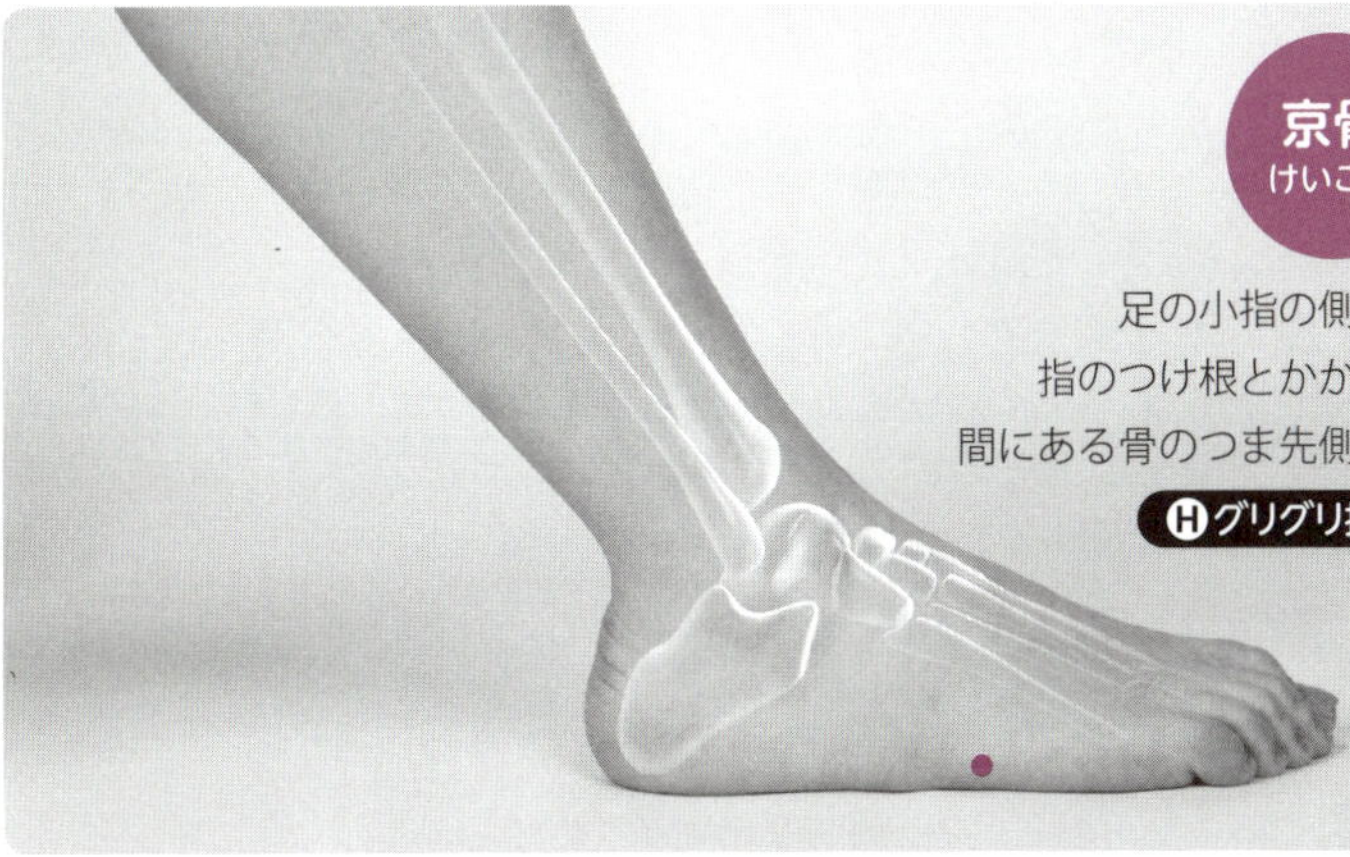

京骨《けいこつ》

足の小指の側面で
指のつけ根とかかとの
間にある骨のつま先側の際

Ⓗグリグリ押し

ツボの名称のあとのⓈとⒽは押し方を指します。Ⓢはユルユル押し（ソフト）、Ⓗはグリグリ押し（ハード）の意味です。詳細はP.67、68をご覧ください。

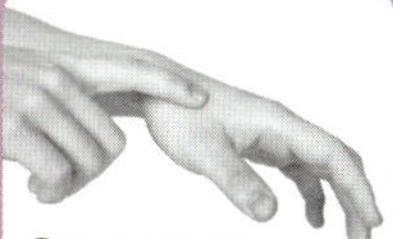
Ⓢユルユル押し

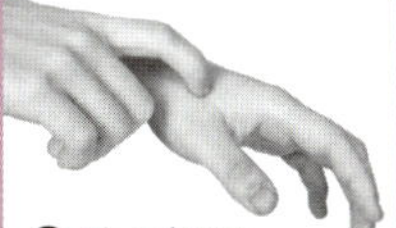
Ⓗグリグリ押し

目が疲れやすいタイプ

このようなタイプは**太衝**（Ⓢ）、**百会**（Ⓗ）、**風池**（Ⓗ）、**三陰交**（Ⓢ）をセレクト。肝は目と関係が深く、肝の血が不足すると肩こりが起こります。太衝と三陰交で肝の血を補いながら、目に効く風池で肩こりを解消します。

その他の症状

- □めまいがすることがある
- □目がかすむ
- □顔の色ツヤが悪い

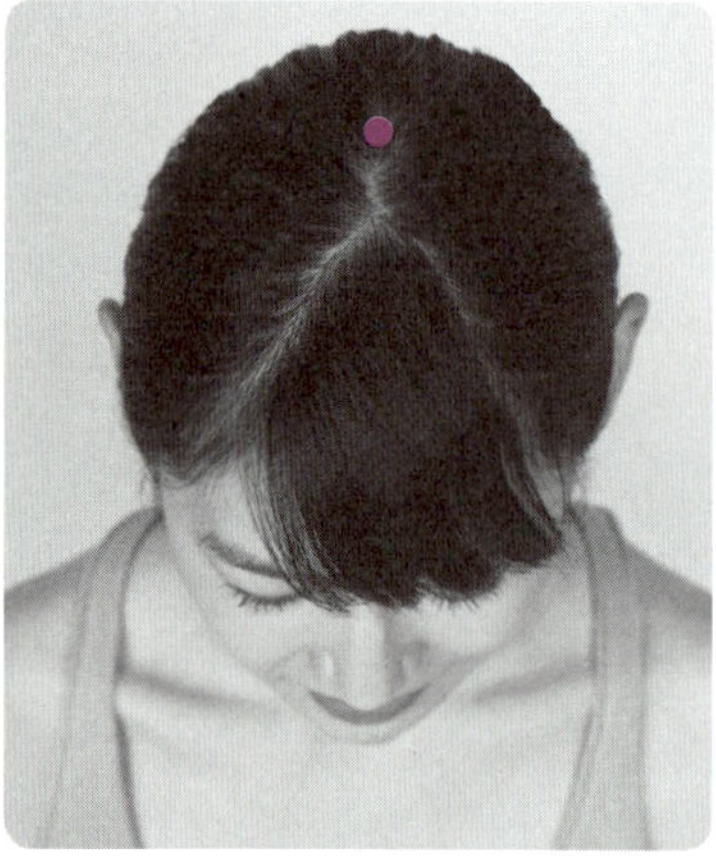

百会
ひゃくえ

頭のテッペンで、両耳の先端を結んだ真ん中

Ⓗグリグリ押し

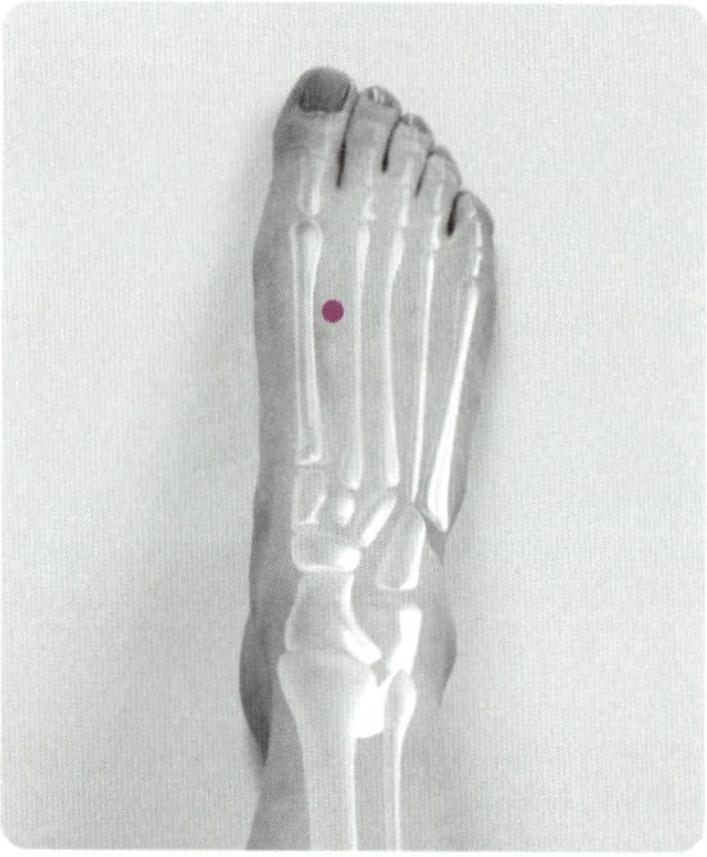

太衝
たいしょう

足の親指と人差し指の交わったところの手前の凹み

Ⓢユルユル押し

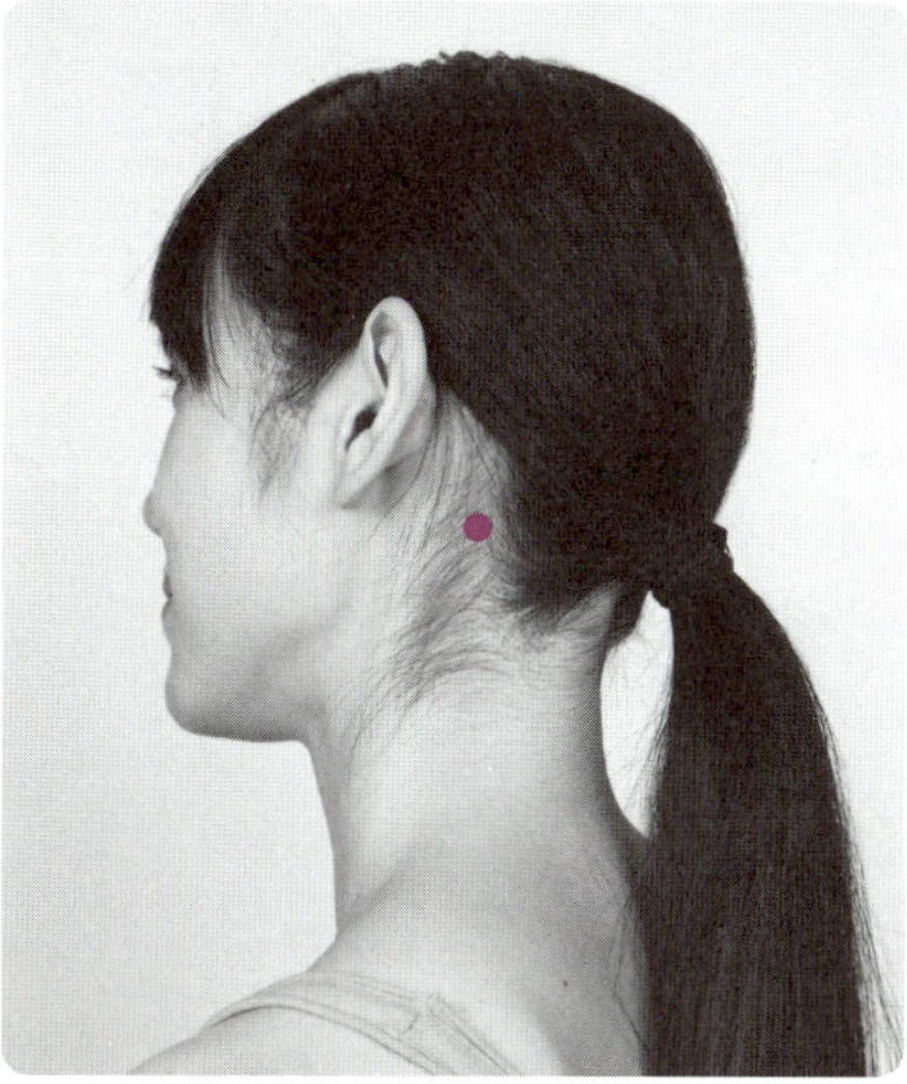

風池
ふうち

耳の後ろの出っ張りのすぐ後ろのくぼみで、髪の生え際

Ⓗグリグリ押し

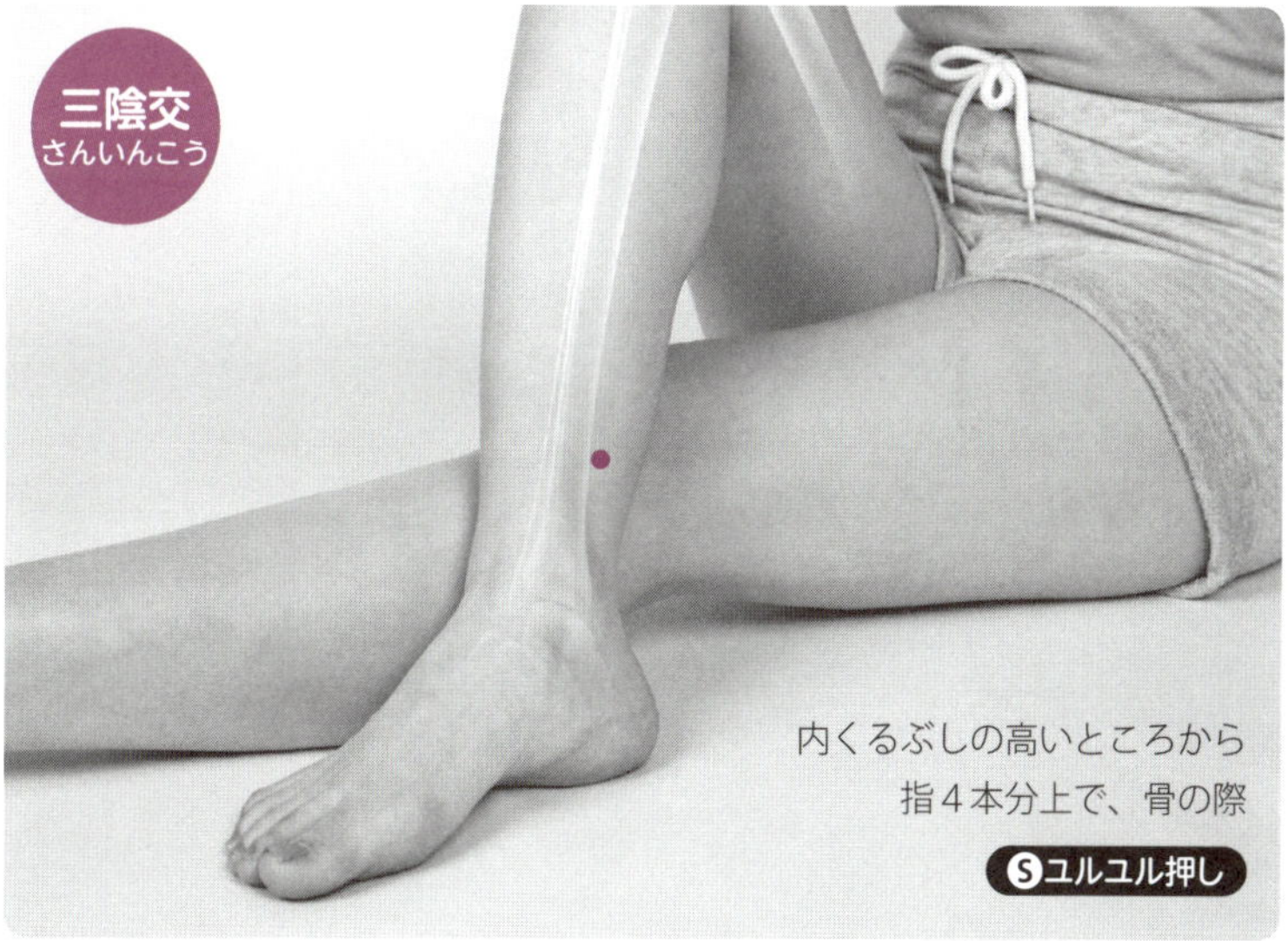
三陰交
さんいんこう
内くるぶしの高いところから
指４本分上で、骨の際
Ⓢユルユル押し

腰痛

腰痛に悩んでいる方は多いですね。ここでは腰痛の中でもギックリ腰のような急性のものではなく、あまり激しい痛みではないけれど、慢性的でなかなか改善しない腰痛に効く方法をご紹介しましょう。

虚弱タイプ

このタイプは、もともと体があまり強くありません。慢性的に足腰がだるく、痛み自体はそれほど強いものではありません。疲れると悪化し、休むと楽になるといった腰痛です。できるだけ体を休ませて、疲れを持ち越さないように心がけましょう。ツボとしては、腎を補うために**太渓**（Ⓢ）、元気を増すために**足三里**（Ⓢ）を使います。

その他の症状

- □疲れると腰痛が悪化する
- □無力感がある
- □体が弱い

足三里
あしさんり

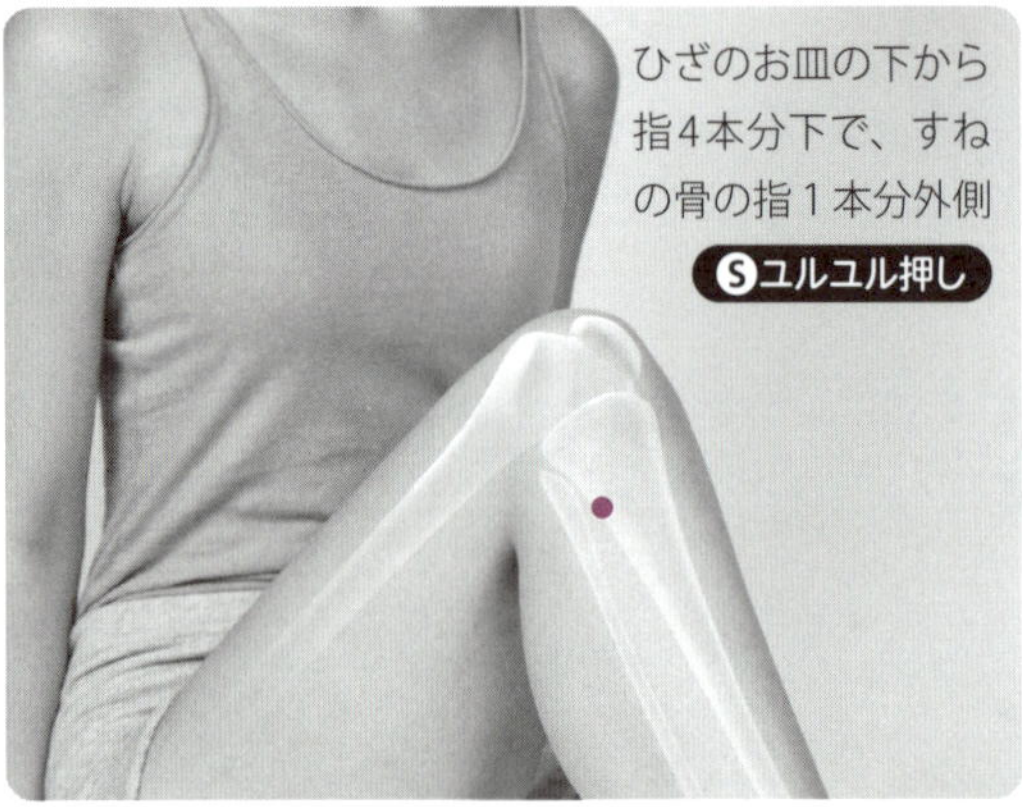
ひざのお皿の下から指4本分下で、すねの骨の指１本分外側
Ⓢユルユル押し

冷えだるタイプ

このタイプは冷えと水の滞りが原因です。足腰を冷やすのは厳禁。軽い運動などで気血の巡りをよくしましょう。ツボとしては腎の原穴である**太渓**（Ⓢ）、腰に効く**委中**（Ⓗ）を使います。

その他の症状

- □腰が冷える感じがする
- □腰から下が重だるい
- □長時間座っているとつらい

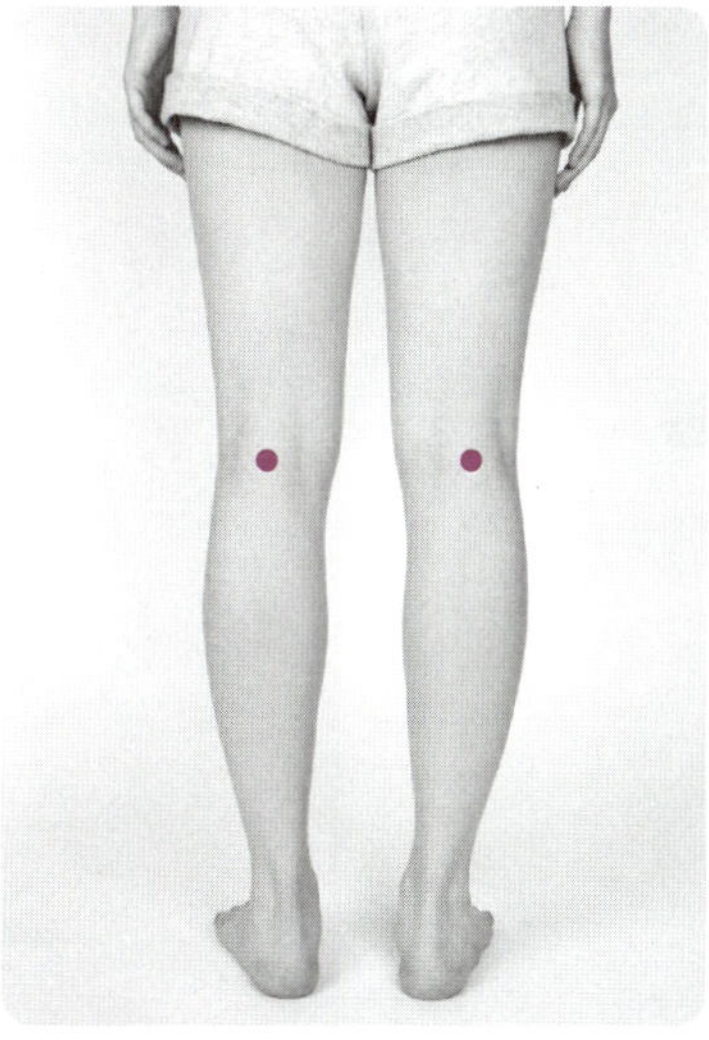

委中
いちゅう

ひざの裏のシワの真ん中

Ⓗグリグリ押し

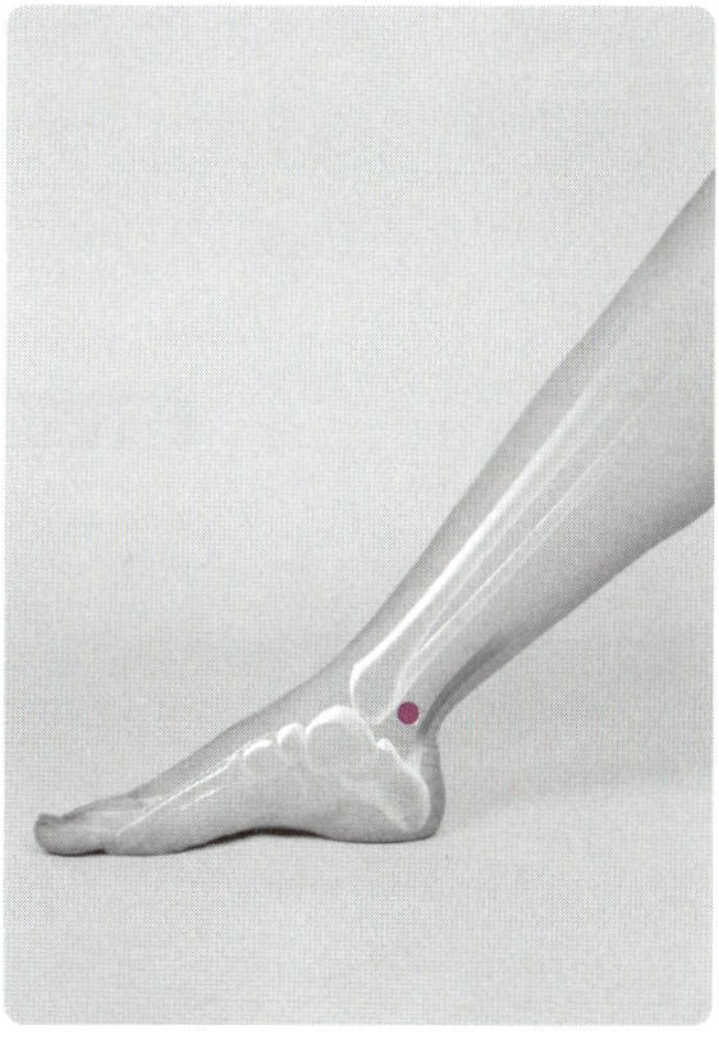

太渓
たいけい

内くるぶしとアキレス腱の間にある凹み

Ⓢユルユル押し

むくみ
（全身、顔、ふくらはぎ、お腹）

むくみについては、体が冷えるタイプとだるいタイプのふたつに分けてご紹介します。

冷えタイプ

こんなタイプは体を温める陽気が不足しているので、とくに足腰を冷やさないように注意しましょう。**太渓**（Ⓢ）、**三陰交**（Ⓢ）で陽の気を補います。お灸をすると効果アップ。

その他の症状

- □手足が冷える
- □足腰が重い・痛い
- □やる気がでない
- □頻尿または尿量減少

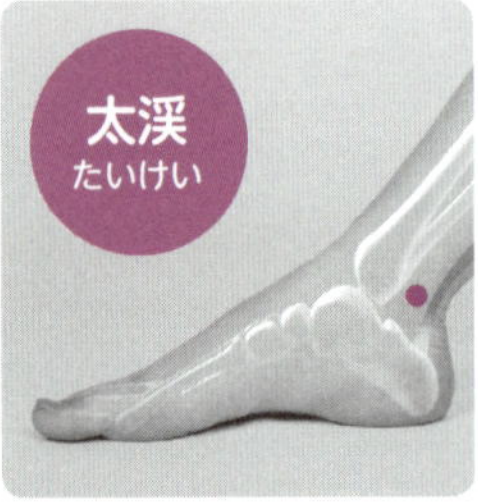

内くるぶしとアキレス腱の間にある凹み

Ⓢユルユル押し

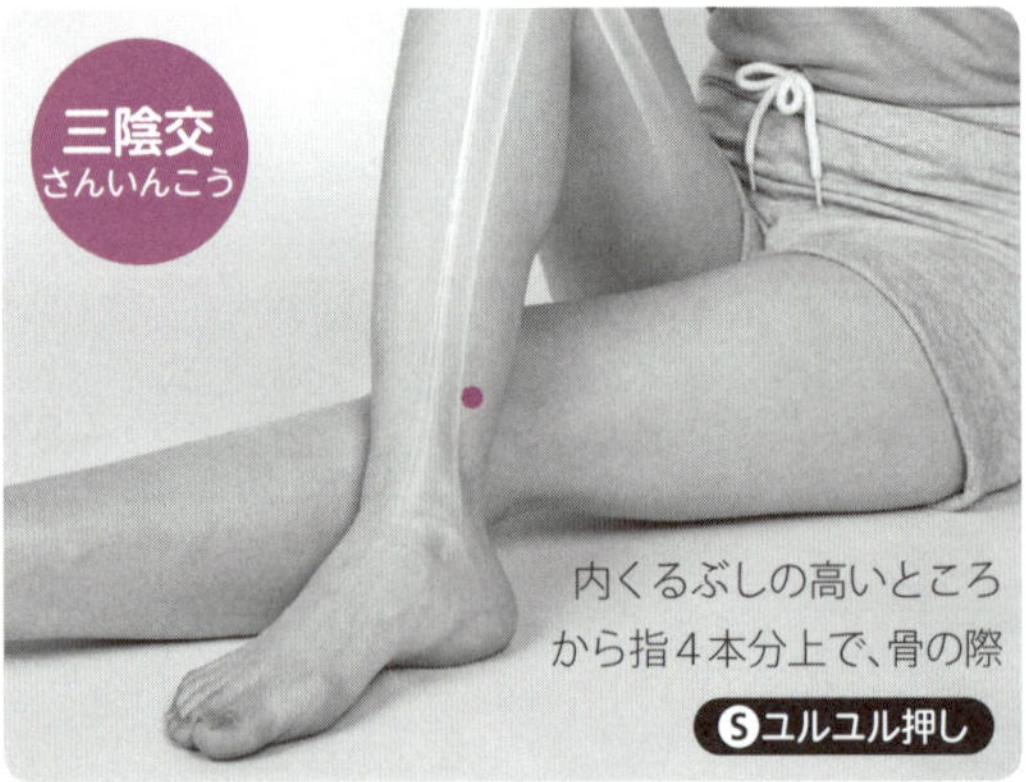

内くるぶしの高いところから指４本分上で、骨の際

Ⓢユルユル押し

だるいタイプ

　このタイプは体に余分な水が停滞しているためにだるさとなってあらわれます。余分な水分摂取は避け、適度な運動を心がけましょう。ツボは**豊隆**（Ⓗ）、**足三里**（Ⓢ）を押します。

その他の症状

- □手足がだるい
- □疲れやすい
- □軟便気味
- □食欲があまりない

豊隆
ほうりゅう

ひざのお皿の外側の淵と外くるぶしを結んだ線の真ん中より少し外

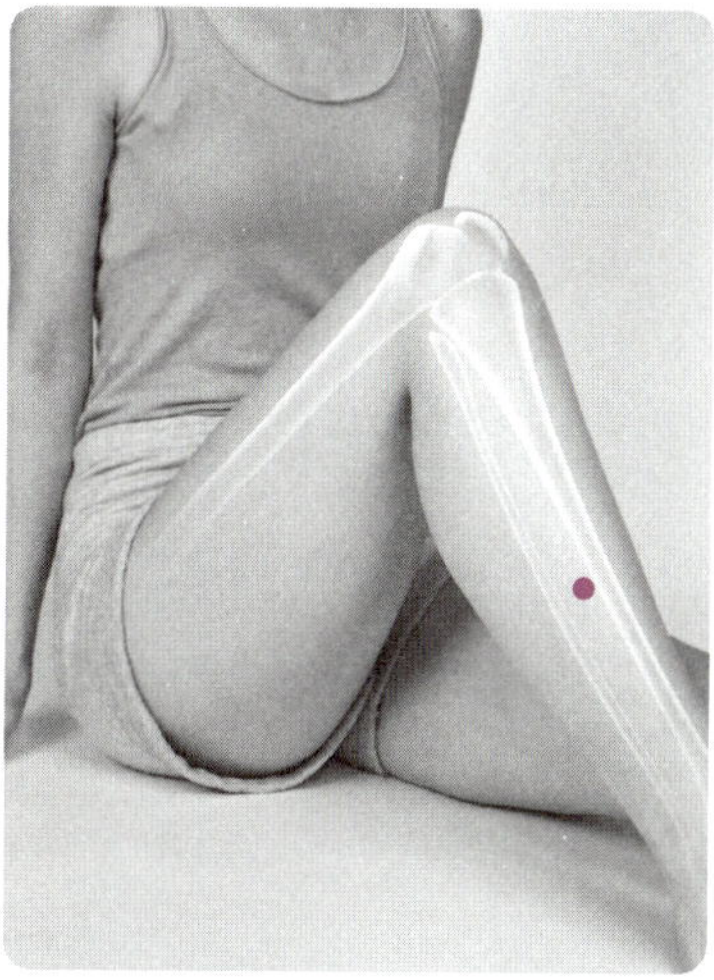

Ⓗグリグリ押し

足三里
あしさんり

ひざのお皿の下から指4本分下で、すねの骨の指１本分外側

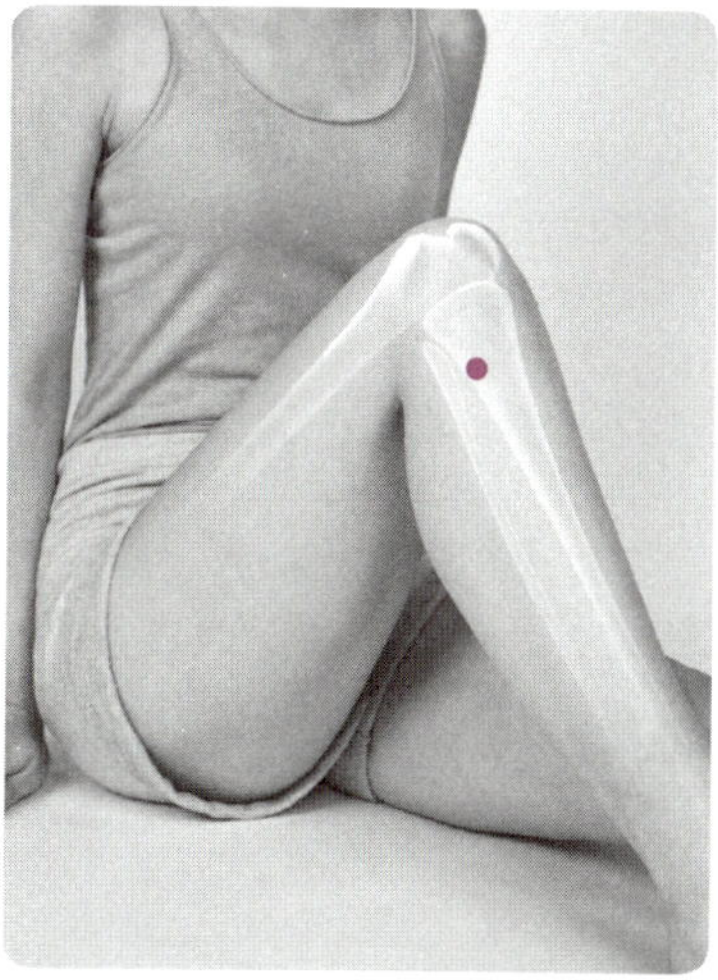

Ⓢユルユル押し

冷え症（全身、手足、お腹、腰）

冷え症はとくに女性に多い症状ですが、ここでは冷える場所がどこかによって分け、効果的なツボをご紹介します。

全身が冷えるタイプ

このタイプは体を温める陽気が不足しがちのため、全身が冷えて寒がります。過労を避けて体を休ませる時間をつくりましょう。ツボは、先天にかかわる腎と後天にかかわる脾の陽気を増すために**太渓**（Ⓢ）、**太白**（Ⓢ）を選びます。

太白《たいはく》

Ⓢユルユル押し

足の親指の内側のでっぱりのかかと側の際

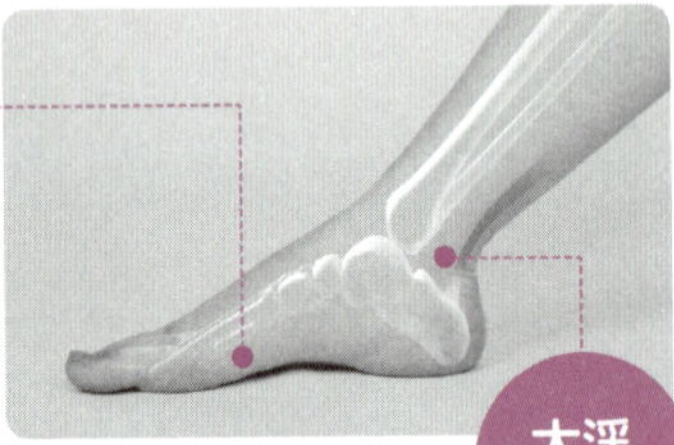

太渓《たいけい》

Ⓢユルユル押し

内くるぶしとアキレス腱の間にある凹み

お腹が冷えるタイプ

水の流れが悪いため、お腹に水がたまり冷えるタイプです。食べ過ぎ、飲み過ぎ、運動不足に気をつけましょう。ツボは、水の流れをよくする**天枢**（Ⓗ）を使います。

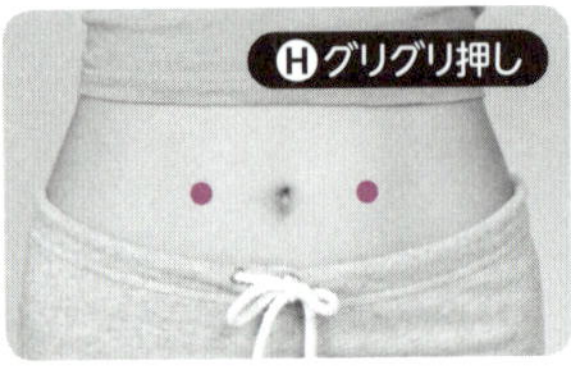

天枢《てんすう》

おへそから指３本分外側

手足が冷えるタイプ

血流は手足の末端まで温める働きがありますが、このタイプは血の不足や血の流れが悪いため、それができません。ツボは、血を増やし流れを促すために**三陰交**（Ⓢ）、**血海**（Ⓢ）を使います。

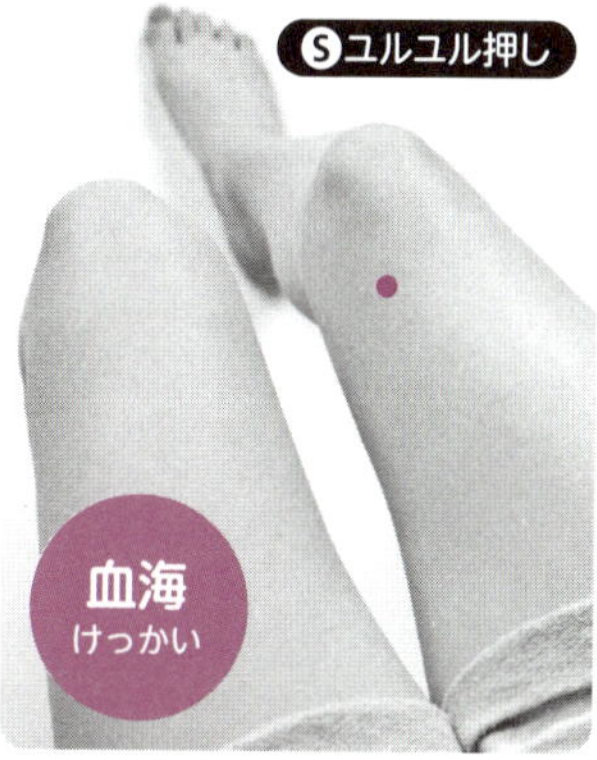
Ⓢユルユル押し
血海《けっかい》

ひざのお皿の内側の
角から指３本分上

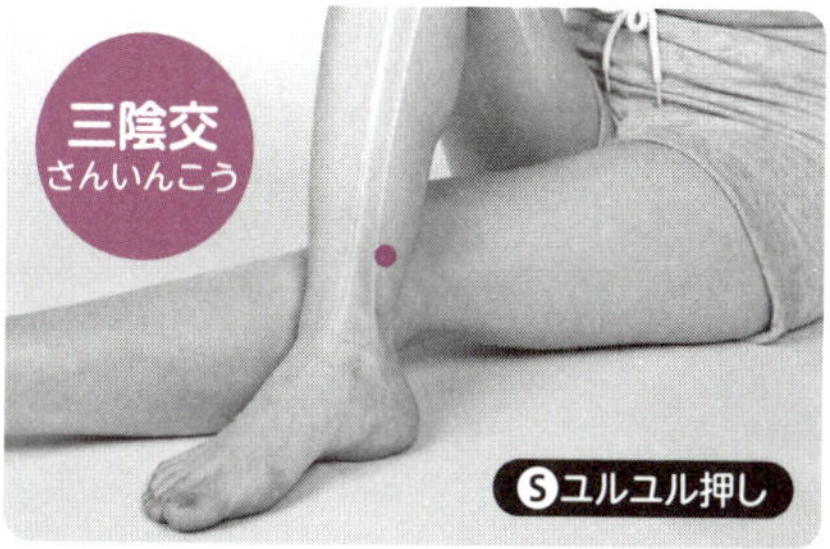
三陰交《さんいんこう》
Ⓢユルユル押し

内くるぶしの高いところから
指４本分上で、骨の際

腰が冷えるタイプ

腰が冷えるのは腎の気が不足していると考えられます。**太渓**（Ⓢ）、**委中**（Ⓗ）を使いましょう。

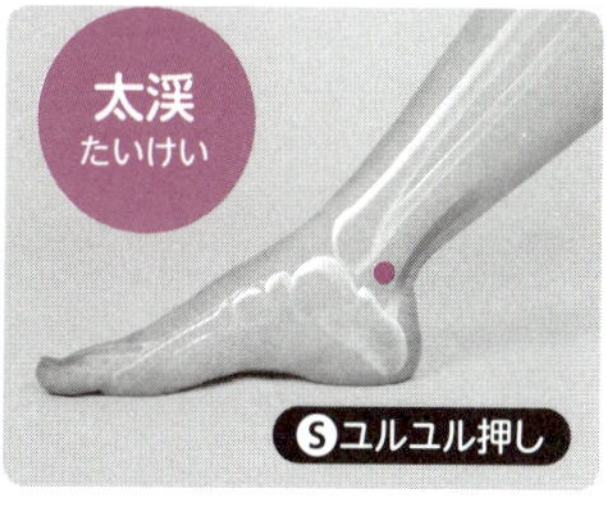
太渓《たいけい》
Ⓢユルユル押し

内くるぶしとアキレス腱の
間にある凹み

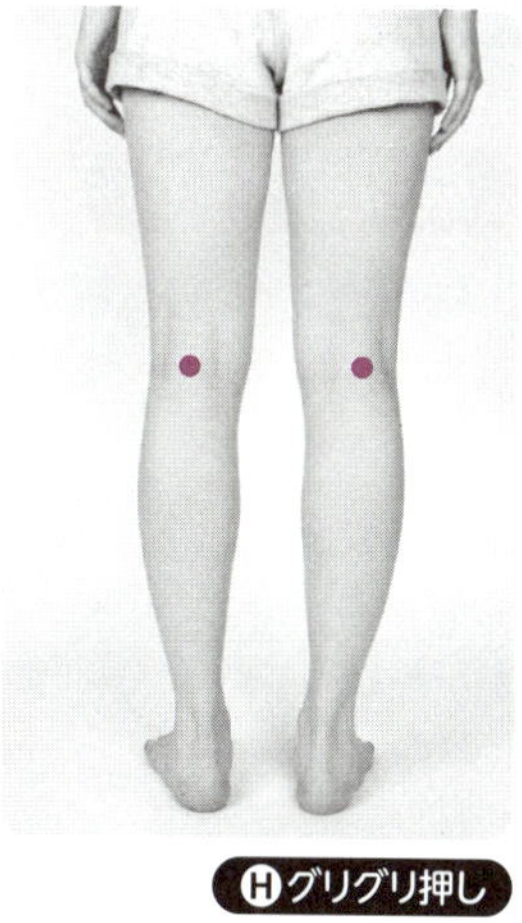
委中《いちゅう》
Ⓗグリグリ押し

ひざの裏の
シワの真ん中

頭痛
（おでこ、後頭部、頭頂部、側頭部）

頭痛は痛みの性質や痛む部位によって対処法が異なります。ここでは痛みのある部位によって分け、それぞれに効果的なツボをご紹介します。

おでこタイプ

頭の前側のおでこを中心としたところに痛みが出るタイプ。大腸経の原穴である**合谷**（Ⓗ）と胃経の原穴である**衝陽**（Ⓗ）を使います。どちらも強く押すのが効果的な場合が多いです。

手の甲側で親指と人差し指の骨の合わさり目の前で、人差し指寄り

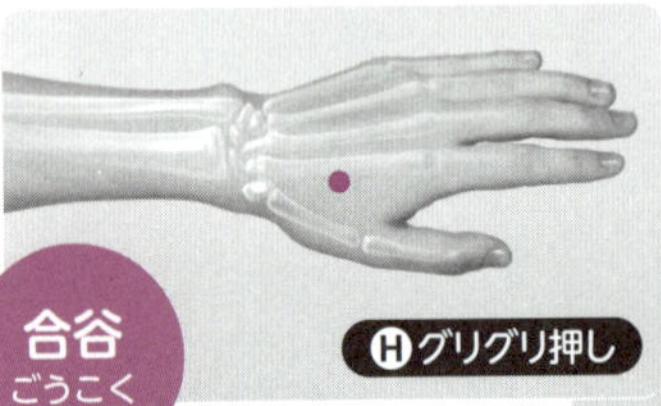

衝陽
しょうよう

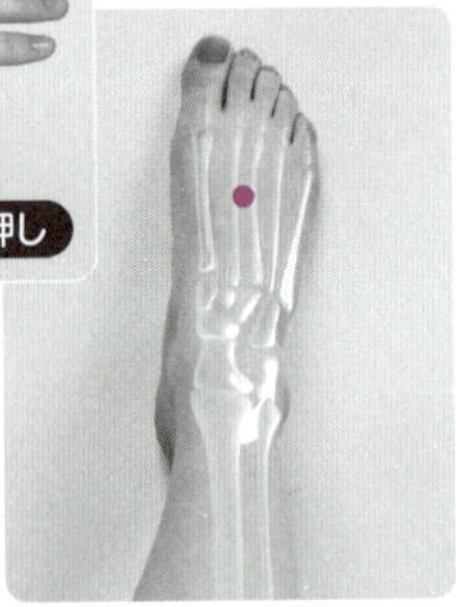

足の人差し指と中指の骨が交わった足の甲の上。触れると脈がかすかに打っている

Ⓗグリグリ押し

後頭部タイプ

後頭部を中心に痛みが出るタイプ。足の太陽膀胱《ぼうこう》経の原穴である**京骨**（Ⓗ）を使います。

足の小指の側面で指のつけ根とかかとの間にある骨のつま先側の際

Ⓗグリグリ押し

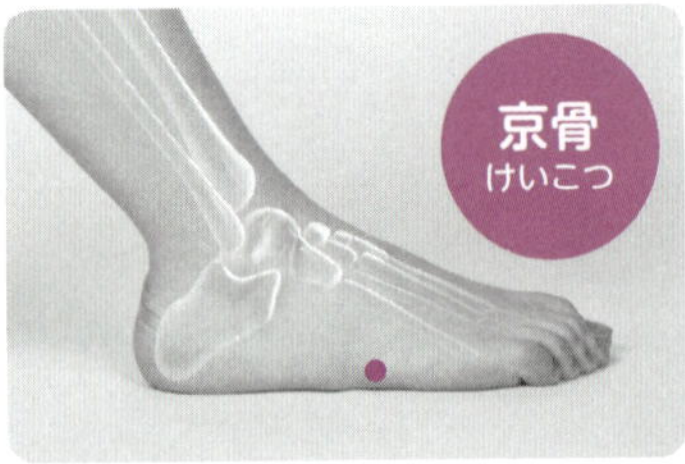

頭頂部タイプ

頭のてっぺんを中心に痛みが出るタイプ。経脈としては足の厥陰肝経が流れているので、原穴である**太衝**（Ⓗ）を使います。

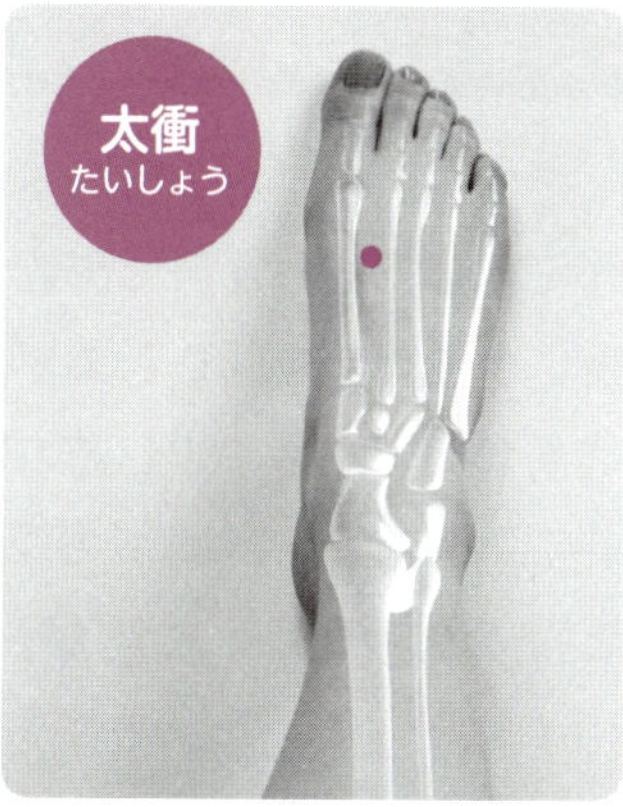

足の親指と人差し指の
交わったところの手前の凹み

Ⓗグリグリ押し

側頭部タイプ

頭の横側、いわゆる片頭痛に多いタイプ。手の少陽三焦経の原穴である**陽池**（Ⓗ）と足の少陽胆経の原穴である**丘墟**（Ⓗ）を使います。

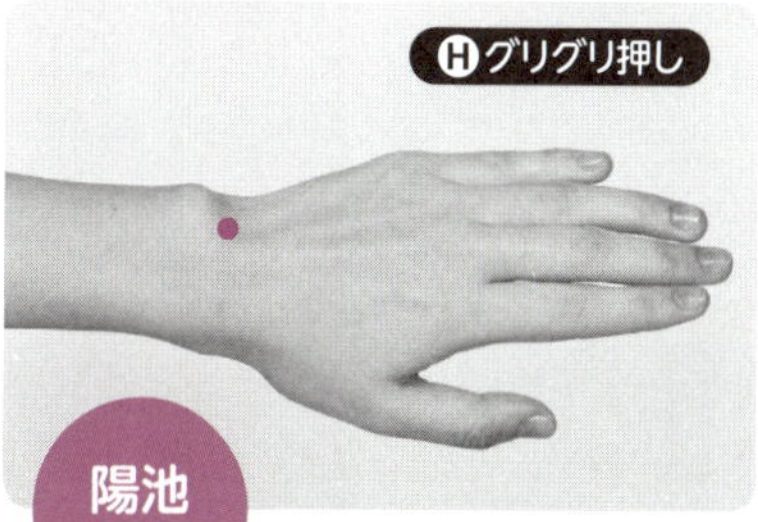

陽池《ようち》

手の甲側の手首にできるシワ上で、ほぼ中央の腱の小指側の際

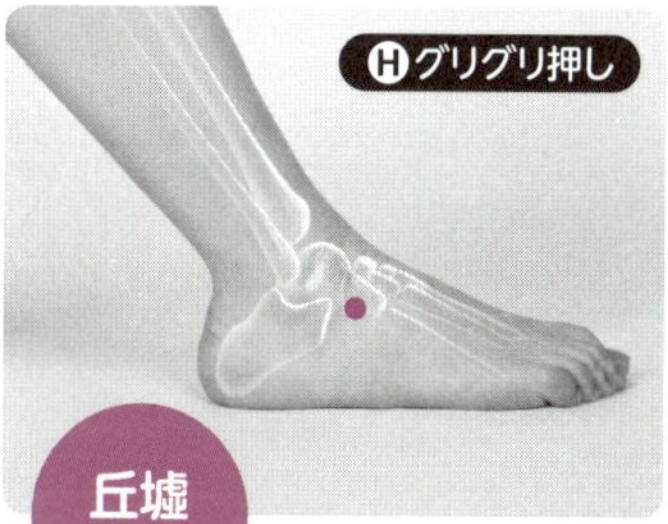

丘墟《きゅうきょ》

足の外くるぶしの斜め前下にできる凹み

※いずれの頭痛も（Ⓗ）としていますが、もし痛みが楽にならなかったり、逆に悪化したりするような場合は、刺激の強さを逆に（Ⓢ）にしてみましょう。これはほかの症状についても同じです。

疲れ目

東洋医学的には目は肝や心と関係が強く、目の疲れを放置しておくと心臓疾患などにつながることも。ここでは、疲れ目以外の症状によってふたつのタイプに分けてツボをご紹介します。

かすみ目タイプ

このタイプは肝と腎の不調で体のなかの水が不足し、それが目に影響して乾きやかすみといった症状を起こします。水は体を冷やす作用があるので、少し熱っぽくなるのが特徴です。そんなときには肝の原穴である**太衝**（Ⓢ）と腎の原穴である**太渓**（Ⓢ）を使います。

その他の症状

- □目のかすみ・乾きが強い
- □めまいがする
- □夕方になると熱っぽくなる
- □耳鳴りがする

太渓《たいけい》

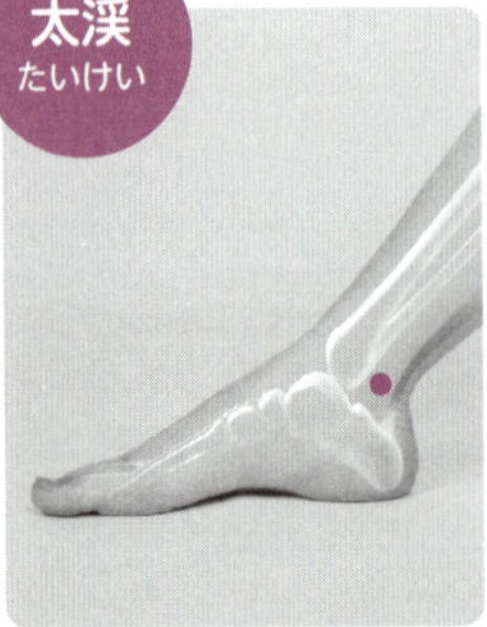

内くるぶしとアキレス腱の間にある凹み

Ⓢユルユル押し

太衝《たいしょう》

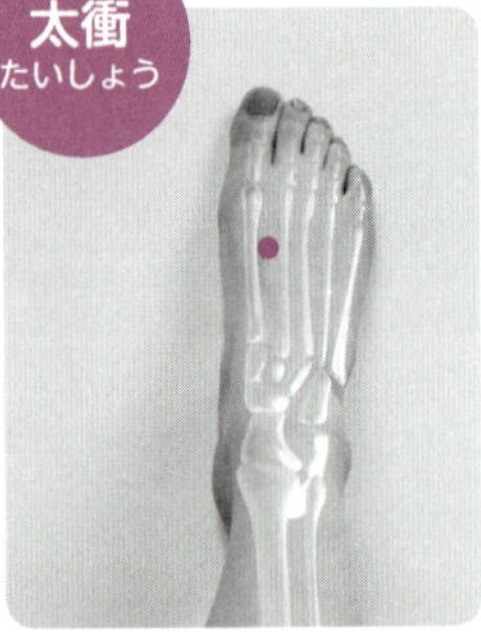

足の親指と人差し指の交わったところの手前の凹み

Ⓢユルユル押し

肩こりタイプ

　このタイプは気と血の流れが悪くなっています。血の流れが悪いと肌の色がくすみ、お化粧ののりも悪くなります。そういうときは気の流れをよくする**合谷**（Ⓗ）、**太衝**（Ⓗ）に加え、全身の血の流れに影響を与える**三陰交**（Ⓢ）を使います。

合谷《ごうこく》

Ⓗグリグリ押し

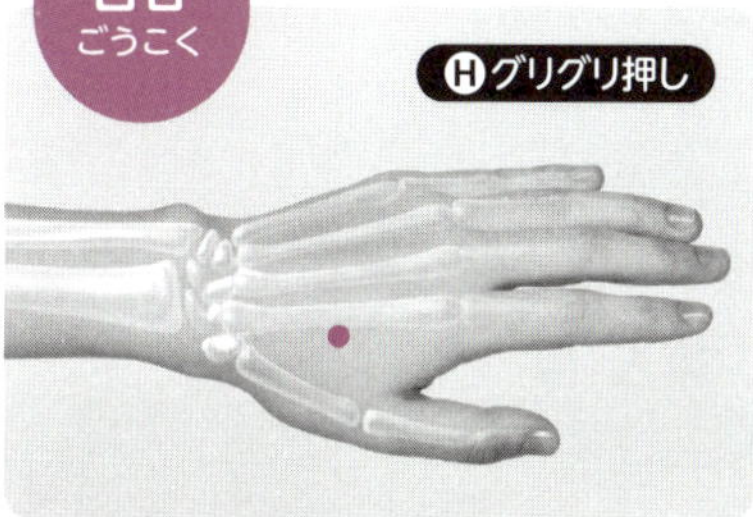

手の甲側で親指と人差し指の骨の
合わさり目の前で、人差し指寄り

その他の症状

- □肩こりが強い
- □目の下にクマができやすい
- □肌の色がくすんでいる
- □アザなどができやすい

三陰交《さんいんこう》

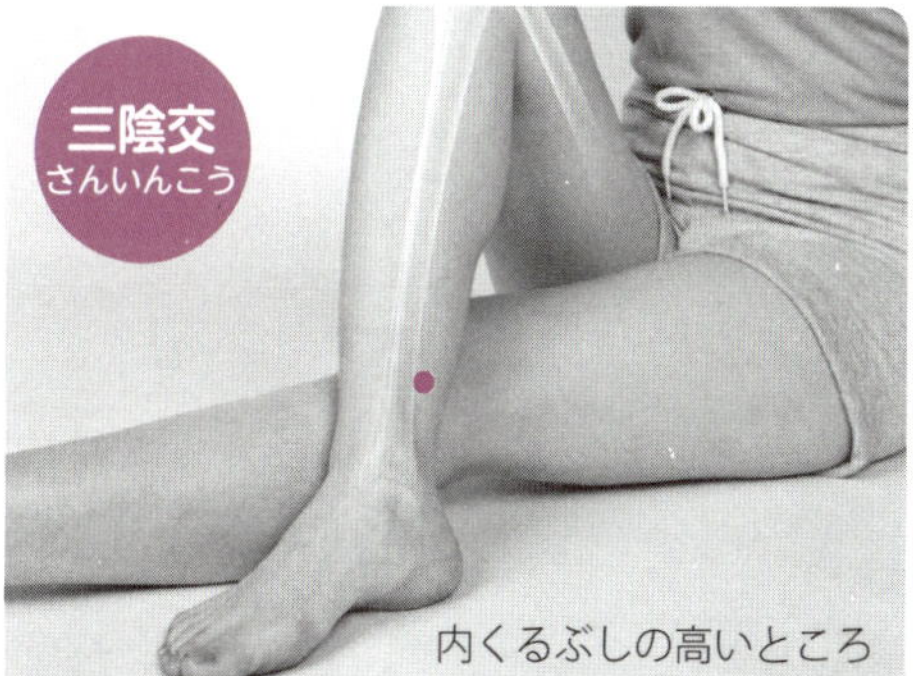

内くるぶしの高いところ
から指４本分上で、骨の際

Ⓢユルユル押し

太衝《たいしょう》

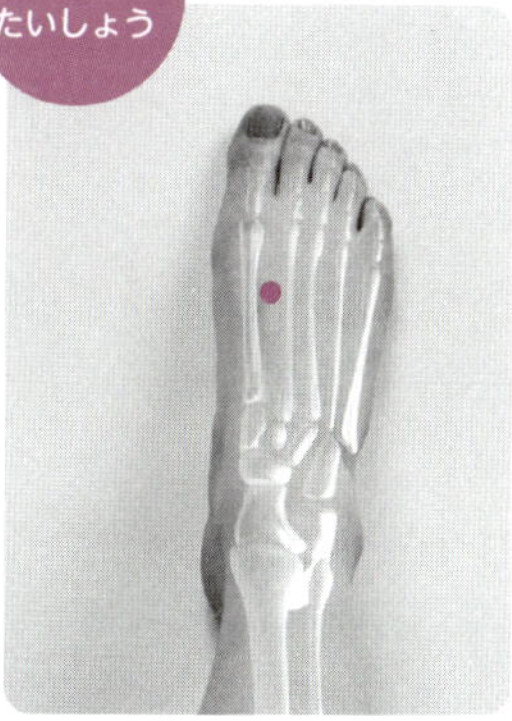

足の親指と人差し指の
交わったところの手前の凹み

Ⓗグリグリ押し

胃の不調
（食べ過ぎ、二日酔い）

食べ過ぎや飲み過ぎで、胃の不快感や痛みなどの不調があるときに効果的なツボの組み合わせをご紹介します。

食べ過ぎ

食欲がないときにほんとうにすべきことは食べないことです。東洋医学では体の声に素直に従うことをすすめています。食欲が落ちるのは、消化以外に優先してすべきことがある証拠。食べることで体に消化の負担をかけないようにしましょう。体調が戻って余裕ができると食欲も戻ってくるはずです。

食べ過ぎて胃の調子が悪いときに胃に効くツボをご紹介します。胃の不快感や痛みなどに効くのは**内関**（Ⓗ）、**公孫**（Ⓗ）、**梁丘**（Ⓗ）です。これらに触れてみて痛みがあればそこを押してみましょう。

内関《ないかん》

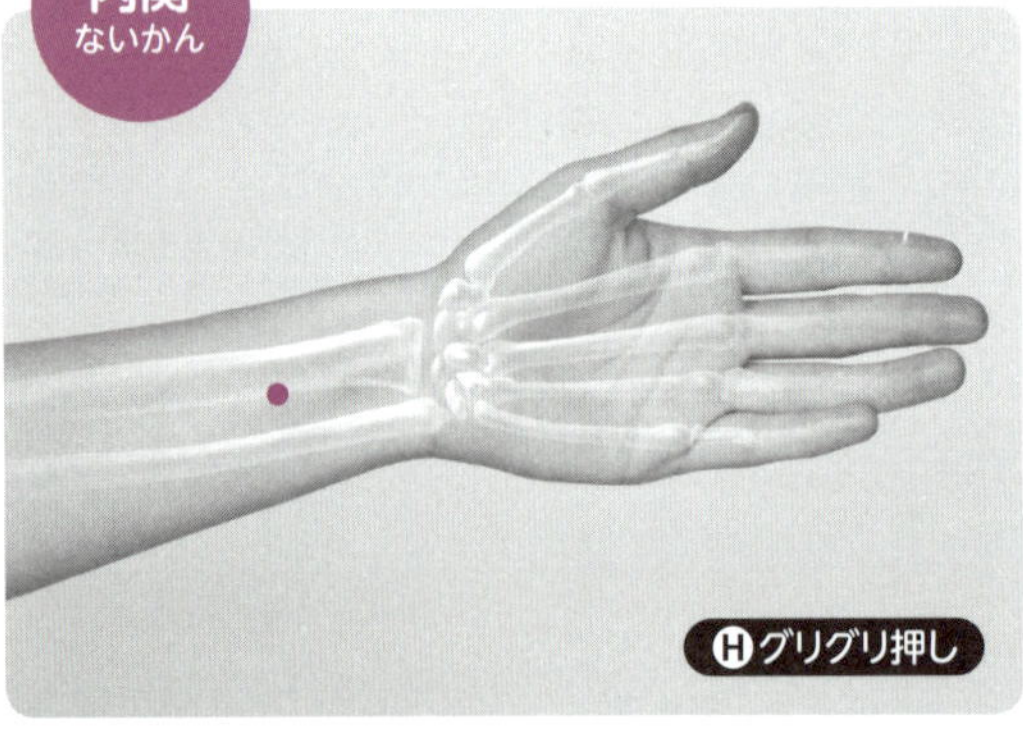

手のひら側の手首の太いシワから
ひじに向かって指３本分

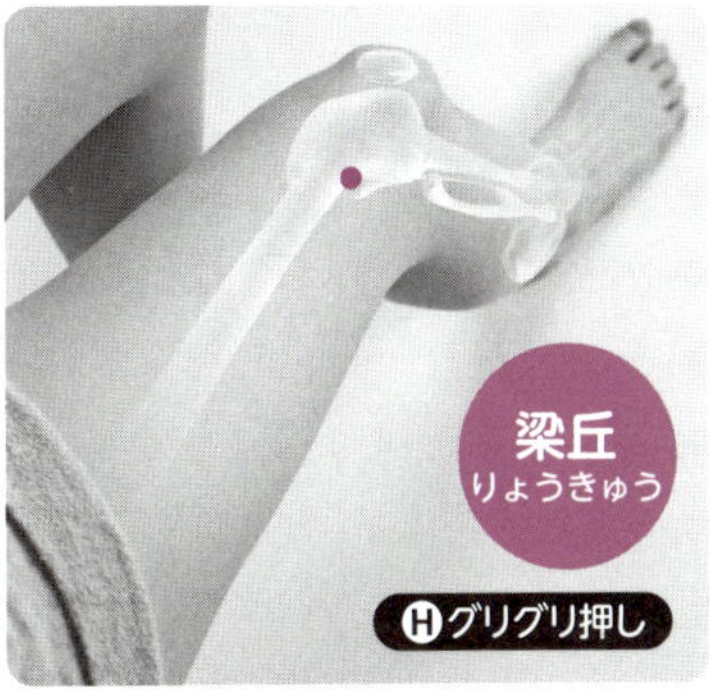
梁丘
りょうきゅう
Ⓗグリグリ押し

ひざのお皿の外側の角から指３本分上

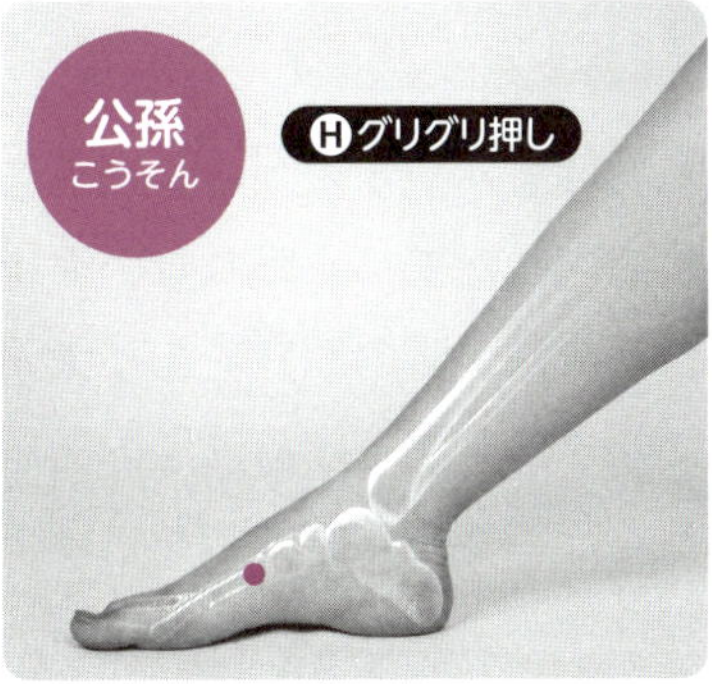
公孫
こうそん
Ⓗグリグリ押し

太白（足の親指の内側のでっぱりのかかと側の際）の親指１本分かかと寄り

二日酔い

二日酔いは暴飲暴食や生もの、冷たいもの、脂っこいものを食べたことでそれらが胃に停滞し、流れが悪くなっている状態です。胃の流れをよくするために**足三里**（Ⓗ）、**内庭**（Ⓗ）、気の流れを促すために肝の原穴の**太衝**（Ⓗ）を使いましょう。

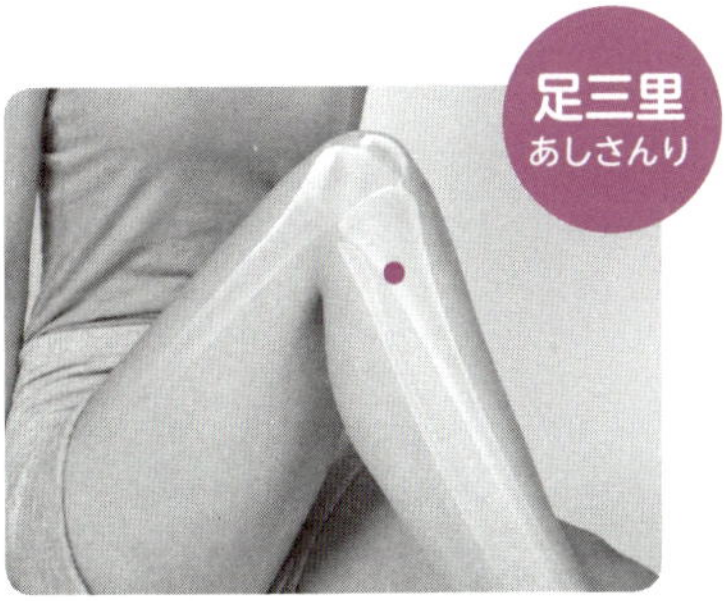
足三里
あしさんり

ひざのお皿の下から指4本分下で、すねの骨の指１本分外側

Ⓗグリグリ押し

足の人差し指と中指の間の股の部分

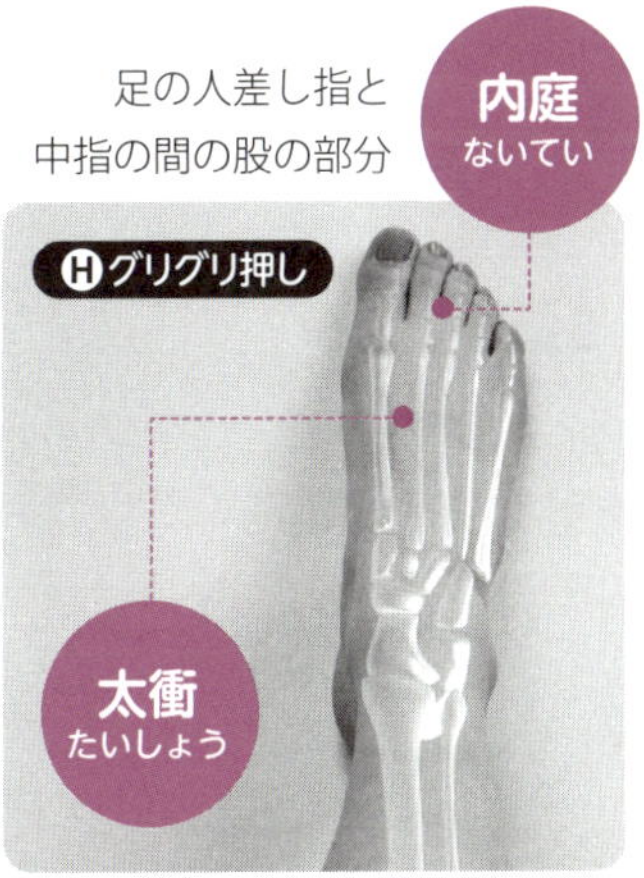
内庭
ないてい
Ⓗグリグリ押し
太衝
たいしょう

足の親指と人差し指の交わったところの手前の凹み

不眠

不眠は、寝つけない、途中で目が覚めてしまう、早く目覚めてしまう、眠りが浅い、嫌な夢を見るなど、症状はさまざまです。ここでは不眠以外の症状によってふたつのタイプに分け、それぞれに効果的なツボの組み合わせをご紹介します。

ほてりタイプ

身体を冷やす水が不足することによって熱が体内にたまり、眠れないタイプ。水とかかわりの深い腎の原穴である**太渓**(Ⓢ)と、不眠に効き、気を下げる効果のある**失眠**(Ⓗ)を使ってほてりを取り、気を下げます。

その他の症状

- □口やのどが渇く
- □手のひらや足の裏が熱い
- □腰がだるい
- □寝汗をかく

太渓《たいけい》

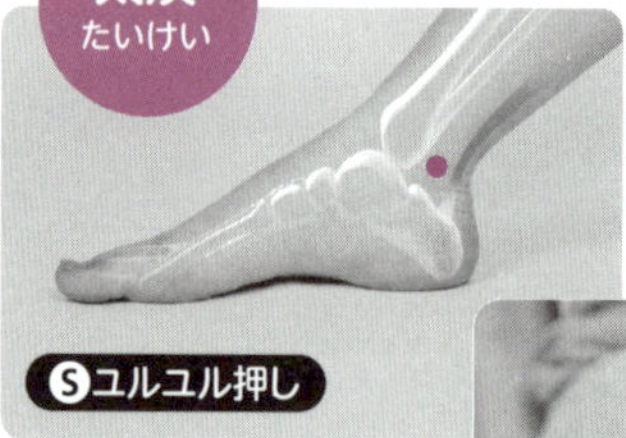

Ⓢユルユル押し

内くるぶしとアキレス腱の間にある凹み

失眠《しつみん》

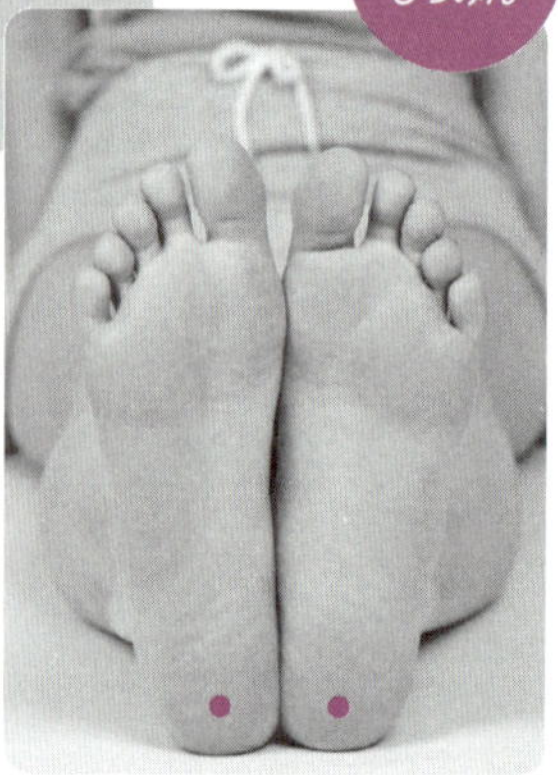

足の裏の
かかと部分の真ん中

Ⓗグリグリ押し

心身ともにお疲れタイプ

精神的にも肉体的にも疲れているタイプ。このタイプはとにかく休養が必要。ゆっくりと心と体を休めながら心の原穴である**神門**（Ⓢ）、脾の原穴である**太白**（Ⓢ）を刺激しましょう。

その他の症状

□食欲がない
□体がだるい
□やる気が起きない
□暑くもないのにジトっと汗が出る

神門《しんもん》

手のひら側の手首にできるシワの上で、小指寄りにある小さな骨の親指側の際

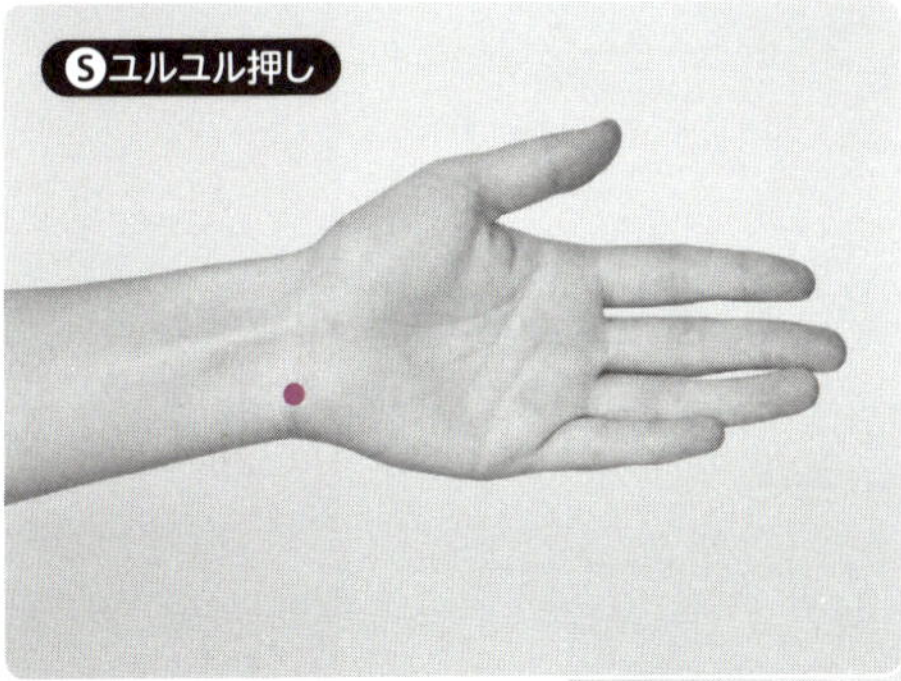

足の親指の内側のでっぱりのかかと側の際

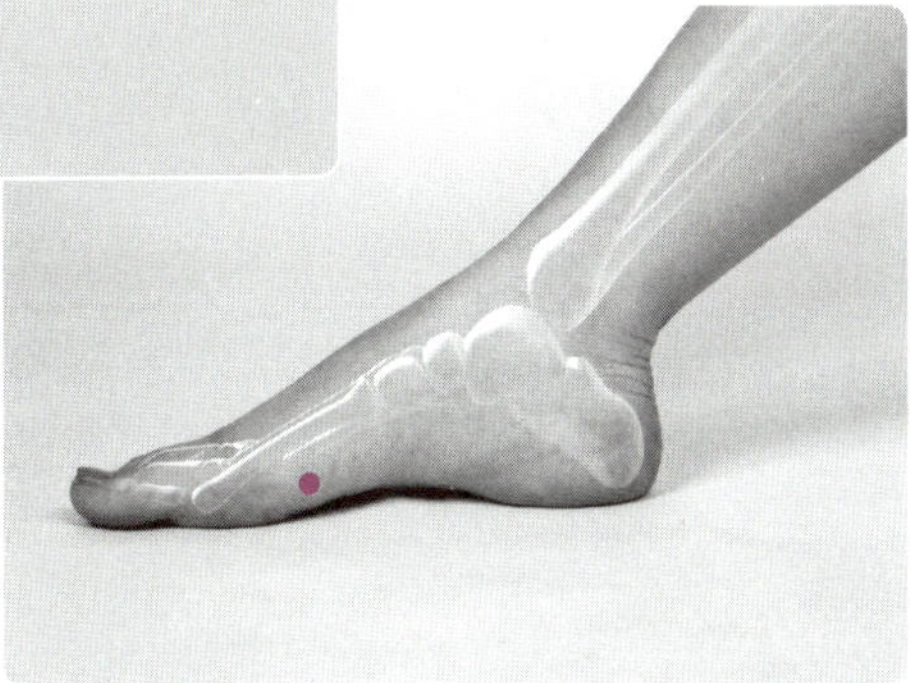

太白《たいはく》

Ⓢユルユル押し

心の不調

東洋医学では、心と体は深い関係があると考えます。ここでは心の不調をふたつのタイプに分け、ツボをご紹介します。

ウツ、無気力

精神状態を統括している心と、消化器系統を担当している脾の両方が不調になると、精神状態がマイナスの方向に崩れやすくなり、くよくよしたり、なにかをする気力がなくなったりします。

そのようなときは心の原穴である**神門**（Ⓢ）と脾の原穴である**太白**（Ⓢ）をやさしく刺激し、元気や気力がわくのをゆっくり待ちましょう。

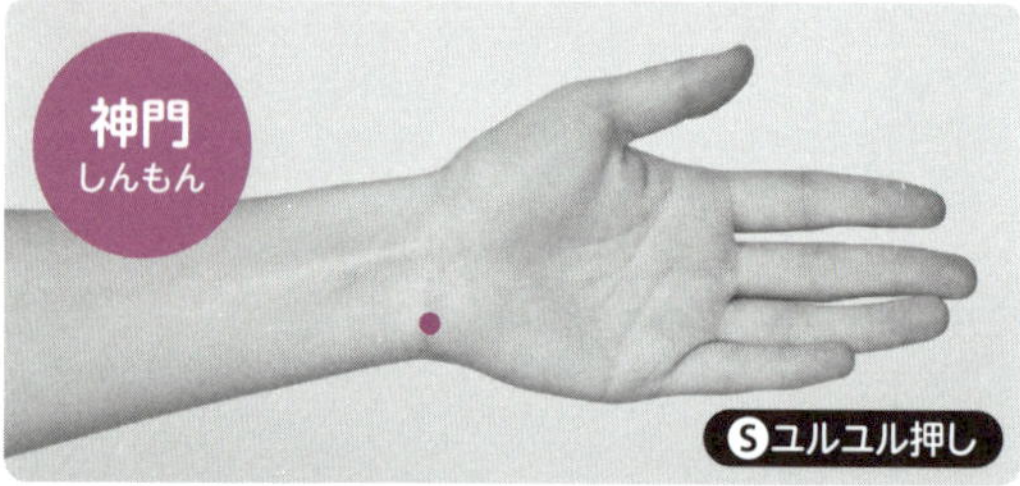

手のひら側の手首にできるシワの上で、
小指寄りにある小さな骨の親指側の際

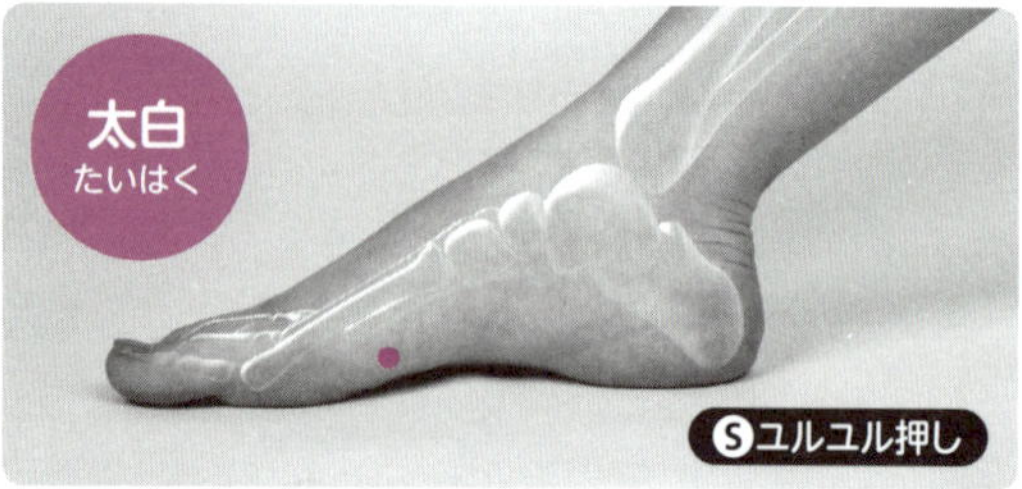

足の親指の内側のでっぱりの
かかと側の際

イライラ、倦怠感

気の流れが停滞した結果、体内に熱が生じ、精神状態がプラスの方向に崩れると、イライラしたり怒りっぽくなったりします。そのようなときは気の流れをスムーズにする効果がある**合谷**（Ⓗ）と**太衝**（Ⓗ）を使います。少し痛気持ちいいくらい、しっかりと押してあげると効果的です。

また、柑橘系などの香りの強めの食材を使うことで、気の流れがよくなります。

合谷《ごうこく》

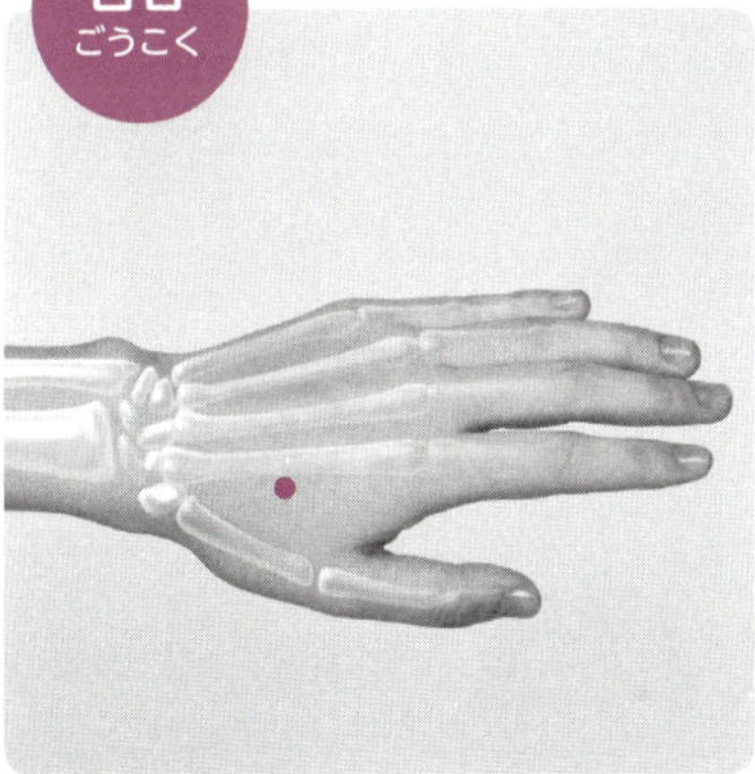

手の甲側で親指と人差し指の骨の合わさり目の前で、人差し指寄り

Ⓗグリグリ押し

太衝《たいしょう》

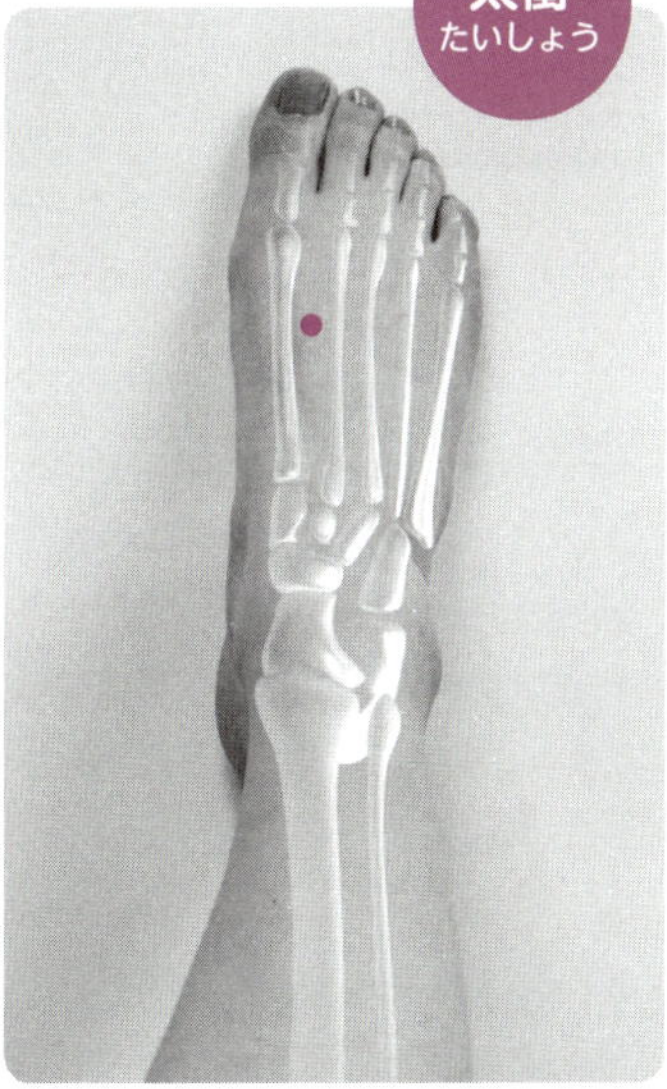

足の親指と人差し指の交わったところの手前の凹み

Ⓗグリグリ押し

便秘、下痢

便秘と下痢に分けて、それぞれについてよくあるタイプをふたつずつ紹介します。押し方の強さに気をつけながら行なってください。

便秘　元気のないタイプ

このタイプは気と血が不足しています。血を補うために**三陰交**(Ⓢ)、気を補うために**足三里**(Ⓢ)をやさしく押しましょう。お灸をすると効果もアップします。

その他の症状

- □顔の色ツヤが悪い
- □めまいがする
- □暑くないのに汗をかく
- □だるい

内くるぶしの高いところから指４本分上で、骨の際

Ⓢユルユル押し

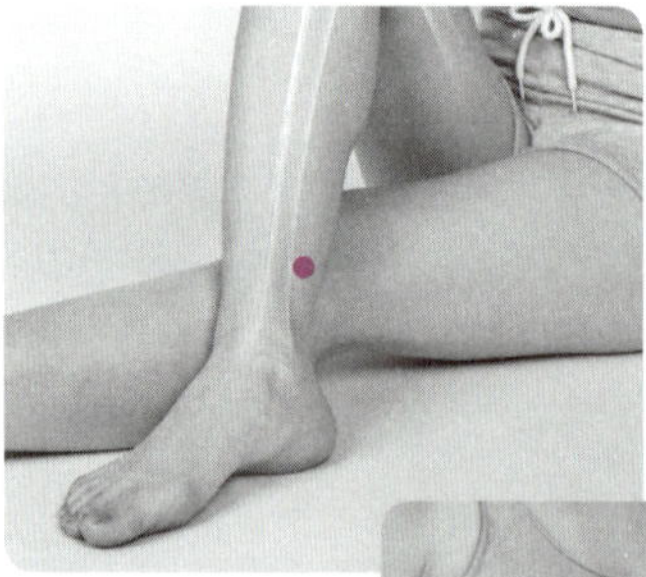

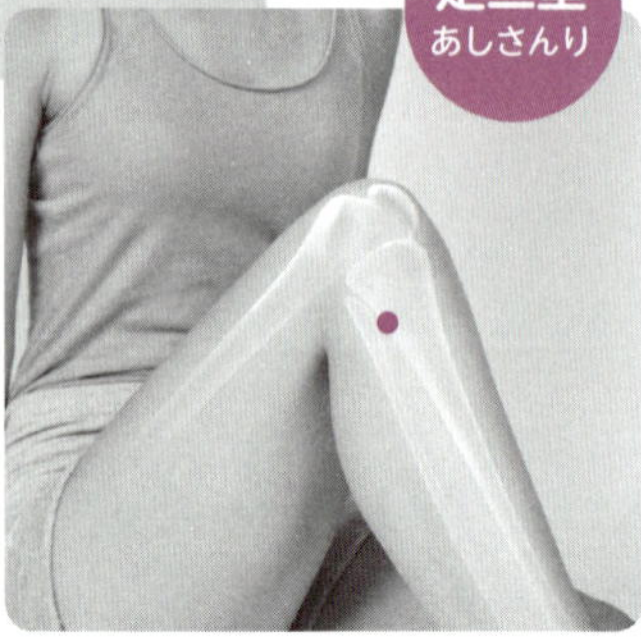

ひざのお皿の下から指4本分下で、すねの骨の指１本分外側

Ⓢユルユル押し

便秘　胃腸の熱タイプ

このタイプは生活習慣や体質から胃腸に熱がこもり、便の水分が不足するため便秘になります。大腸の熱を取るために**合谷**（Ⓗ）、**曲池**（Ⓗ）を使います。

その他の症状

- □口が渇く
- □体が熱っぽく感じる
- □お腹が張った感じがある
- □口臭がある

合谷
ごうこく

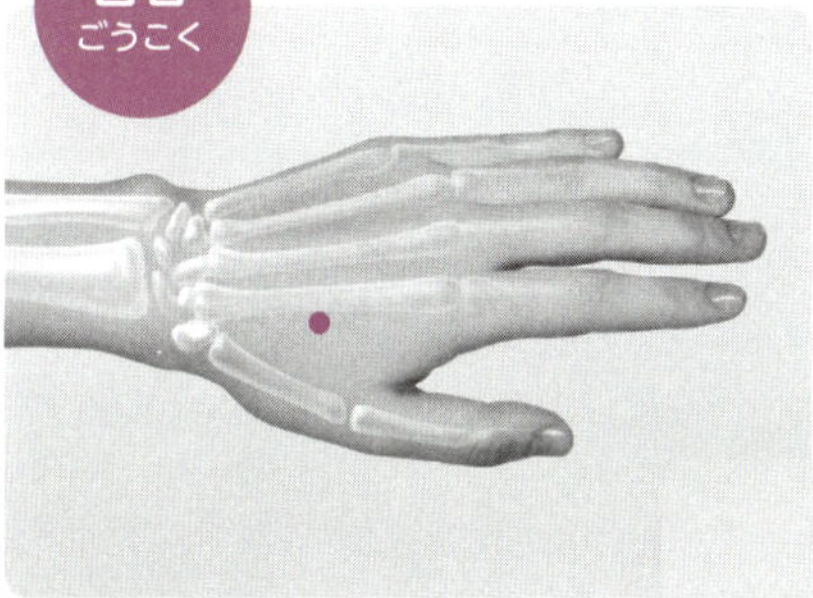

手の甲側で親指と人差し指の骨の合わさり目の前で、人差し指寄り

Ⓗグリグリ押し

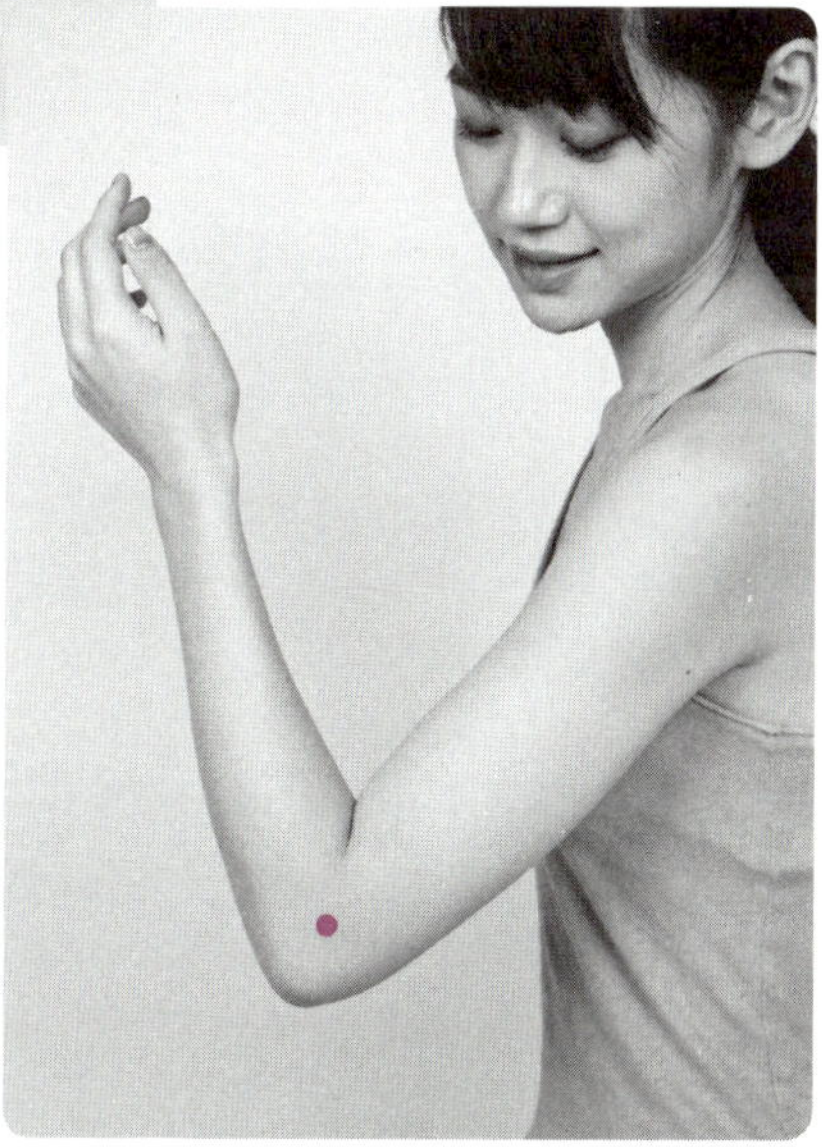

曲池
きょくち

ひじを曲げたときにできるシワの外側の端

Ⓗグリグリ押し

下痢　冷えだるタイプ

このタイプは腎が体を温める機能が低下することで消化を担当する脾の力も落ち、下痢が起こります。腎を補うために**太渓**（Ⓢ）、脾を補うために**太白**（Ⓢ）を使います。足腰を冷やさないことと、体を冷やすような食事を避けましょう。

その他の症状

- □お腹や腰が冷える
- □足腰がだるい
- □朝方下痢をすることが多い
- □元気がない

足の親指の内側のでっぱりのかかと側の際

Ⓢユルユル押し

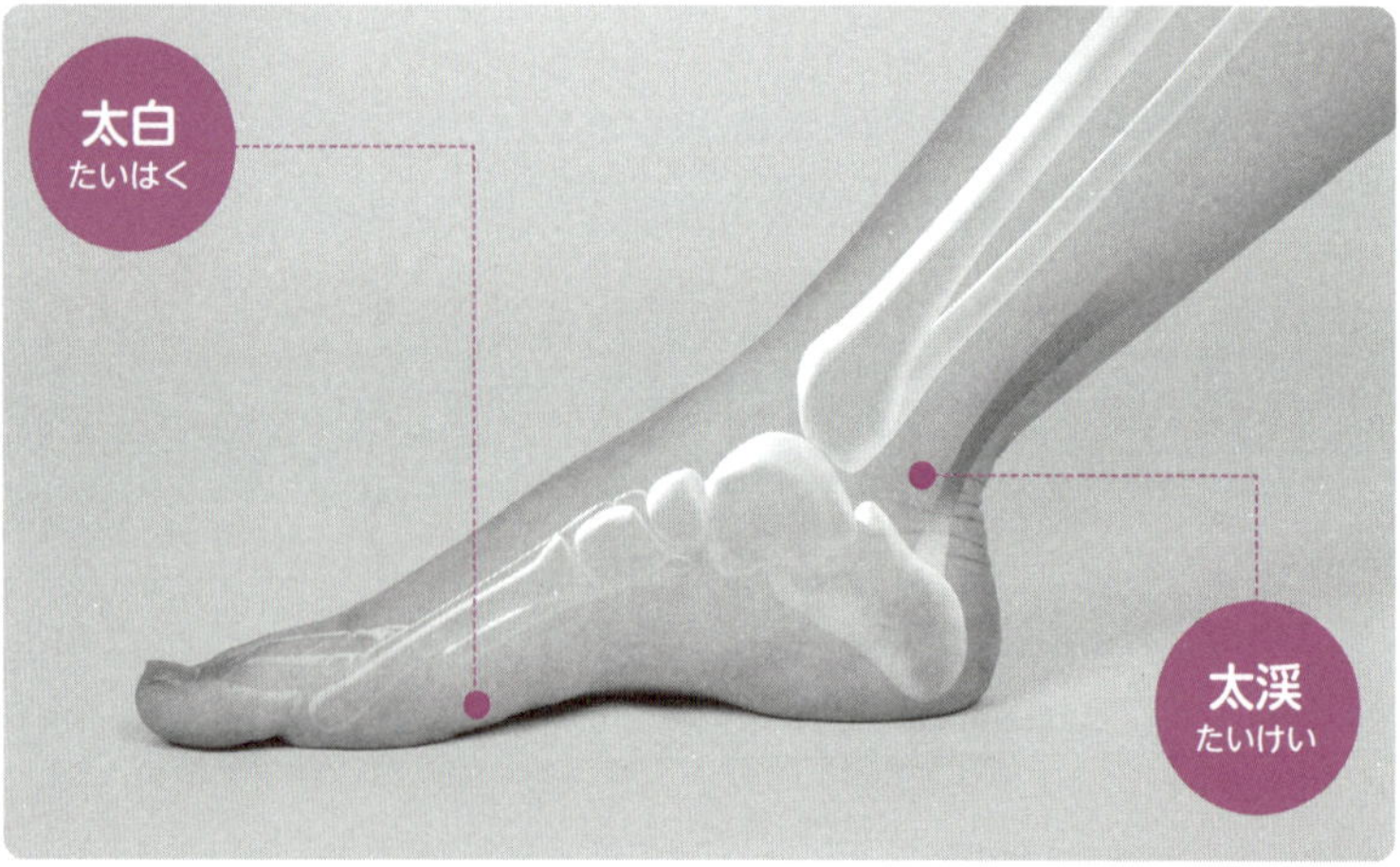

内くるぶしとアキレス腱の間にある凹み

Ⓢユルユル押し

下痢　便が臭いタイプ

　このタイプは飲酒や辛い物の偏食などによって腸に熱と湿気がこもり、下痢が起こります。大腸の熱を取るために**合谷**（Ⓗ）、大腸を整えるために**上巨虚**（Ⓗ）を使います。

その他の症状

- □腹痛を伴う下痢
- □便に悪臭を伴う
- □口が渇く
- □尿の量が少ない

合谷
ごうこく

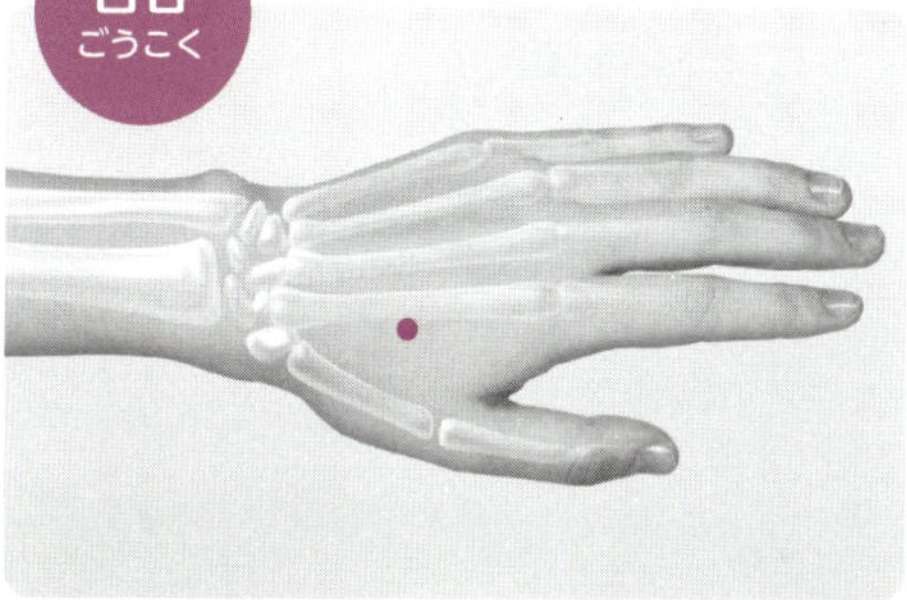

手の甲側で親指と人差し指の骨の合わさり目の前で、人差し指寄り

Ⓗグリグリ押し

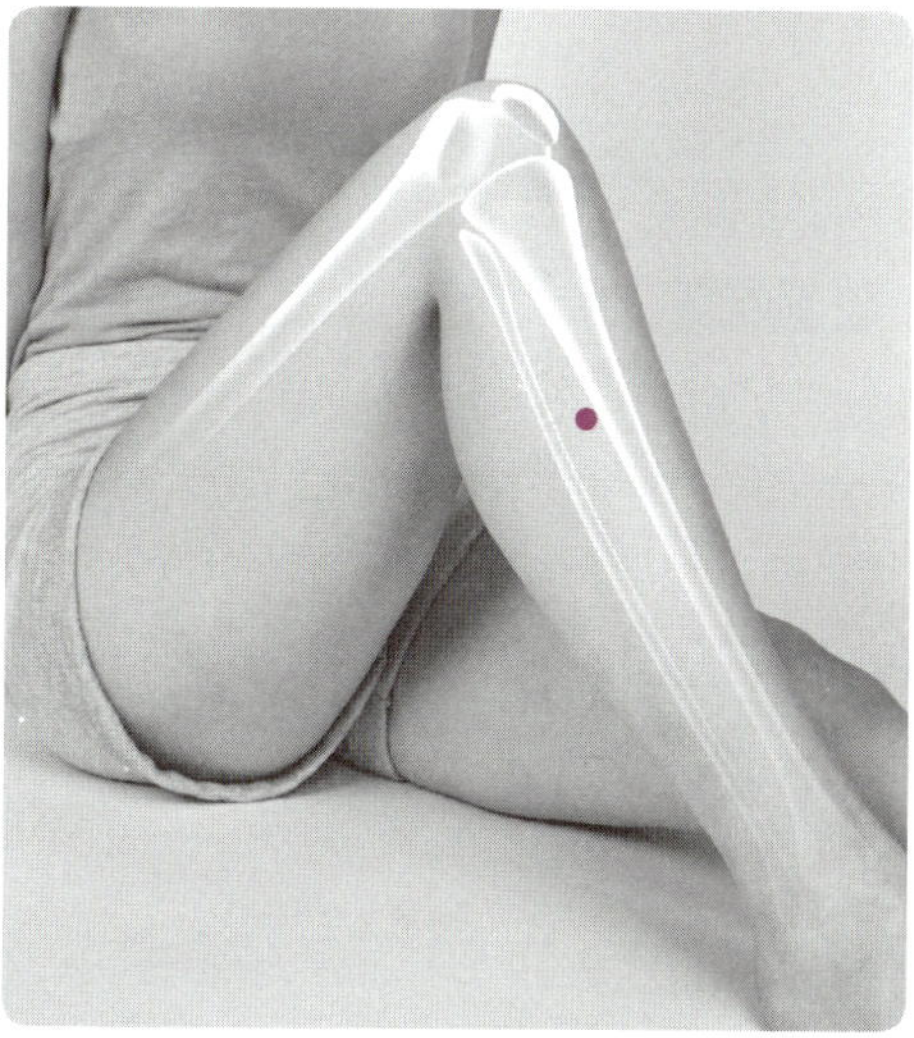

上巨虚
じょうこきょ

足三里（ひざのお皿の下から指4本分下で、すねの骨の指1本分外側）の指４本分下

Ⓗグリグリ押し

風邪

風邪は症状がどんどん変化する病気です。ここでは水のような鼻水が出るタイプの鼻風邪とのどの痛みを取り上げて、ご紹介します。

鼻風邪

このタイプは風邪《ふうじゃ》と寒邪《かんじゃ》が体に入り込んで起こると考えます。**列欠**（Ⓗ）と**合谷**（Ⓗ）を使うとともに、体を温めるものを飲むなどして汗と一緒に邪気を追い出しましょう。

その他の症状

- □寒気がする
- □発熱は軽い
- □発汗はない

列欠 れっけつ

太淵（手のひら側の手首にある太いシワの上の、親指側の凹み）からひじに向かって親指１本半分のところ

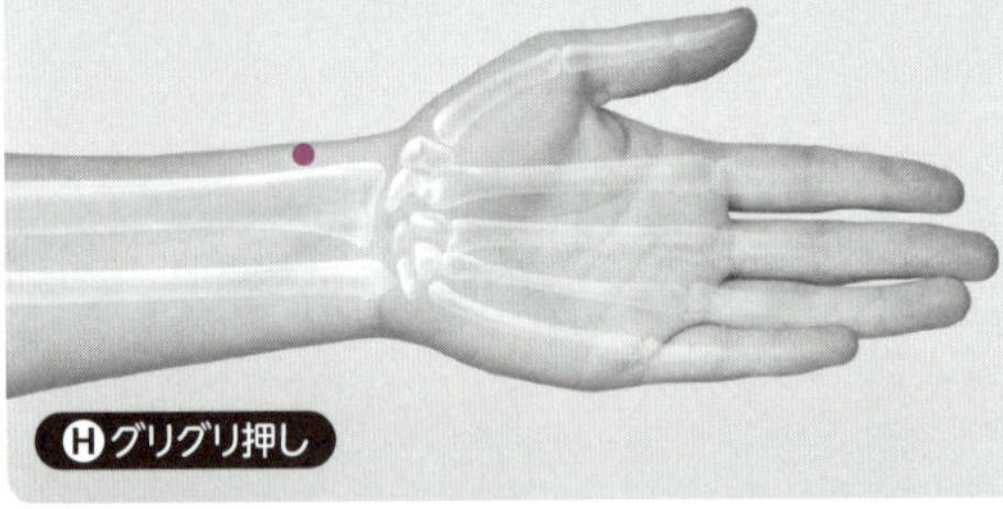

Ⓗグリグリ押し

合谷 ごうこく

手の甲側で親指と人差し指の骨の合わさり目の前で、人差し指寄り

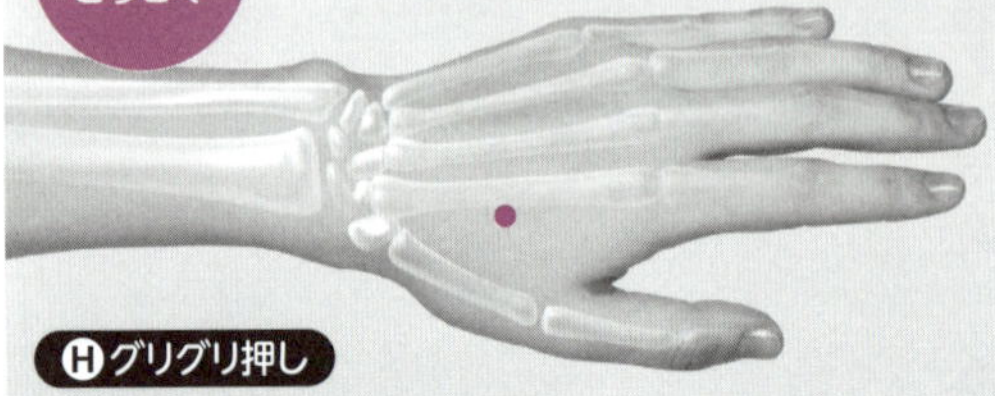

Ⓗグリグリ押し

のどの痛み

のどの痛みには単独でよく効くツボがあるのでいくつかご紹介しましょう。

少商《しょうしょう》

手の太陰肺経

このツボは手の親指の爪のつけ根の内側にあります。少し血を取ると速効性があります。親指の爪を反対の手の親指と人差し指で挟んで転がすようにやや強めにもみます。

尺沢《しゃくたく》

手の太陰肺経

このツボはひじにあります。ひじを曲げるとできるシワの真ん中にでる太い腱の親指側辺りを押して、いちばん痛いところです。痛む場所がないときは、少し肩寄りに上がったところを押して探してみてください。

照海《しょうかい》

足の少陰腎経

このツボは足の内くるぶしのすぐ下です。上のふたつのツボは、わりと浅い部分ののどの痛みに効果がありますが、のどの深い部分が痛いときにはこのツボが効きます。ツーンという痛みがある場所があったら、できればお灸をしてみましょう。

発熱

東洋医学における熱の考え方は、西洋医学のそれと少し異なります。なんとなく熱っぽいけれど、体温計では平熱という状態も熱としてとらえます。

実熱《じつねつ》タイプ

いわゆる発熱のことで、体温計で測ると37℃以上になっている状態のことです。外《がい》邪《じゃ》などが体に入り込んで、その外邪と身体が闘うことによって熱が発生すると考えます。

このタイプには熱を下げる作用の強いツボである、**曲池**（Ⓗ）と**合谷**（Ⓗ）を使います。

曲池
きょくち

ひじを曲げたときにできるシワの外側の端

Ⓗグリグリ押し

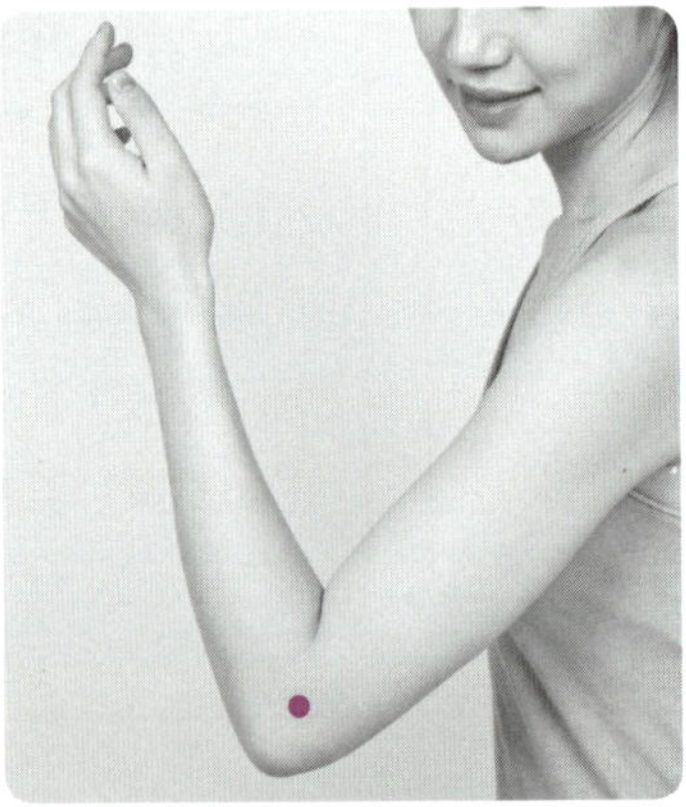

合谷
ごうこく

手の甲側で親指と人差し指の骨の合わさり目の前で、人差し指寄り

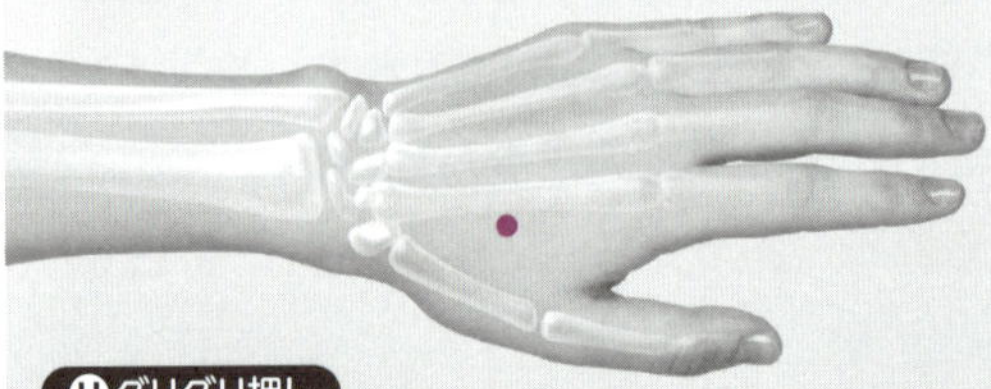

Ⓗグリグリ押し

虚熱《きょねつ》タイプ

体を冷やす働きをしているのは水です。その水が不足して冷やす力が低下すると、ほてるという症状があらわれます。この状態では体温計で測っても37℃を超えることはほとんどありませんし、顔が熱のために真っ赤になることはありません。

このタイプには**太渓**（Ⓢ）、**三陰交**（Ⓢ）を使って、不足している水を補うことでほてりを抑えます。

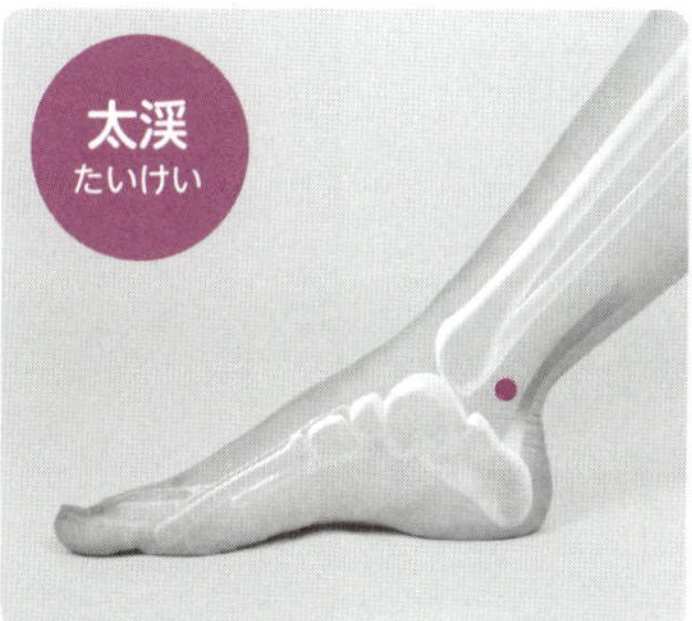

内くるぶしとアキレス
腱の間にある凹み

Ⓢユルユル押し

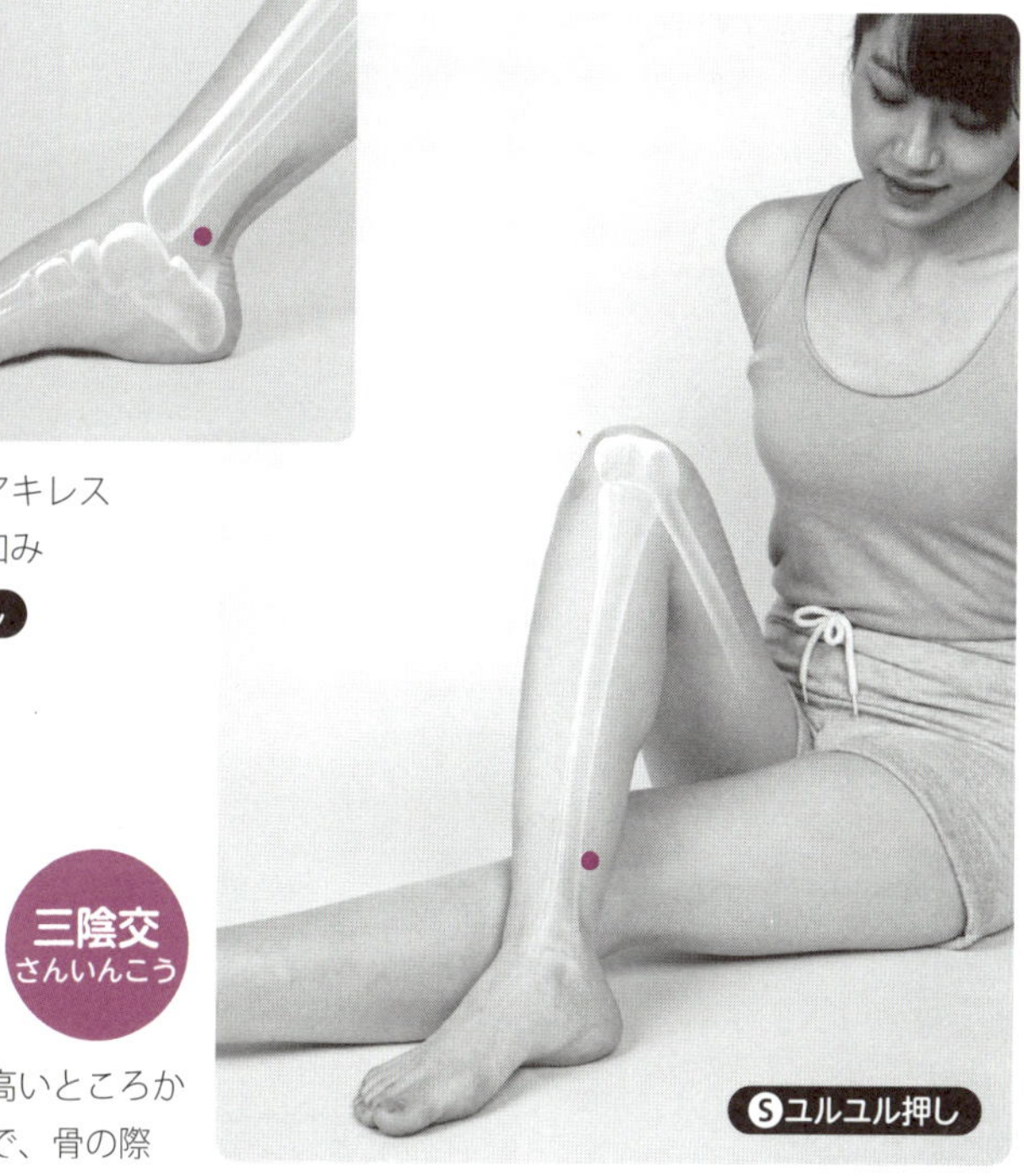

内くるぶしの高いところから指４本分上で、骨の際

女性の不調

ここでは、生理痛、妊娠時のつわり、更年期にでるホットフラッシュ、尿漏れなどの女性特有の体のトラブルに効くツボをご紹介します。

生理痛

女性にとってはとてもつらい症状ですが、痛みの種類や痛む部位によって使うツボが異なります。

張ったような痛みのタイプ

このタイプは気の流れが悪くなって生理が乱れています。気の流れを調《ととの》えるために肝の原穴の**太衝**(Ⓗ)、生理を調えるために**三陰交**(Ⓢ)を使いましょう。

その他の症状

- □脇や胸が張る
- □出血量は少ない
- □生理不順がある

三陰交
さんいんこう

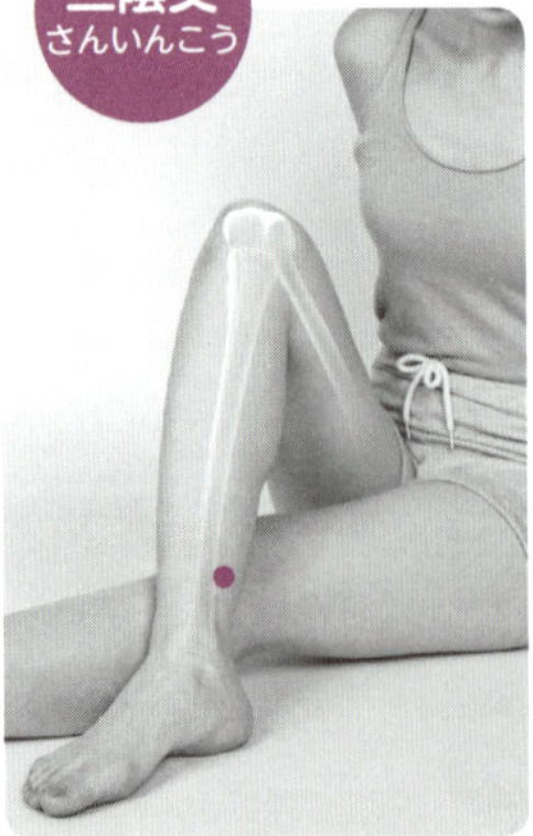

内くるぶしの高いところから指４本分上で、骨の際

Ⓢユルユル押し

太衝
たいしょう

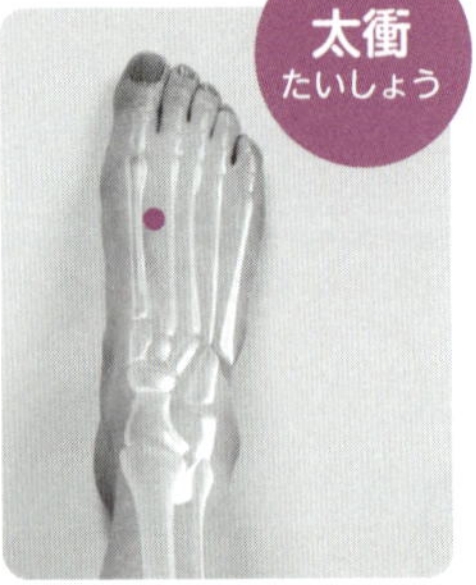

足の親指と人差し指の交わったところの手前の凹み

Ⓗグリグリ押し

キリで刺されるように痛むタイプ

このタイプは血の流れが悪いために鋭い痛みが起こります。血の流れをよくするために**血海**（Ⓗ）、**三陰交**（Ⓢ）を使います。

その他の症状

□痛みが鋭く激しい
□お化粧ののりが悪い
□目の下にクマができやすい

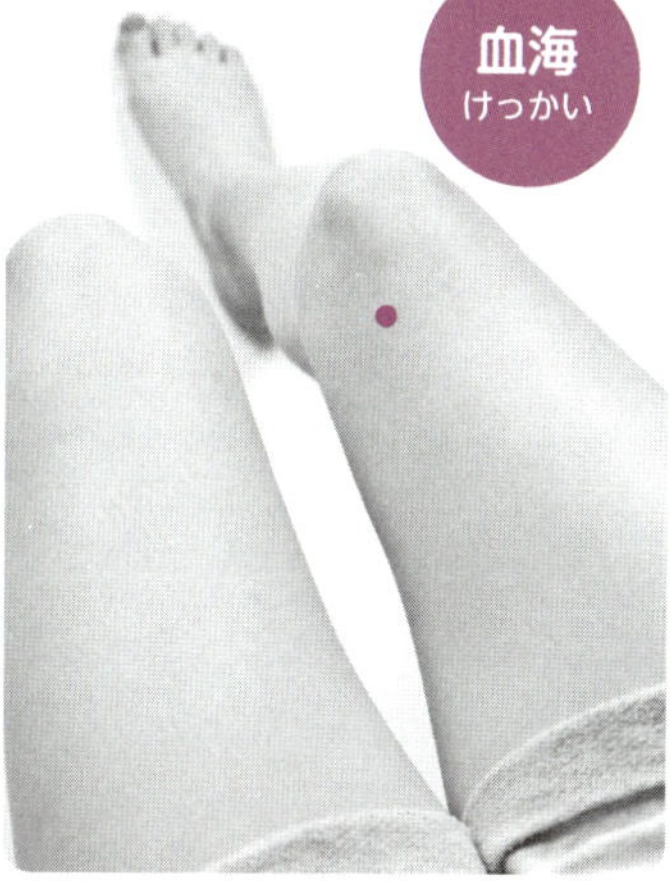

ひざのお皿の内側の角から指３本分上

Ⓗグリグリ押し

冷えると痛みが悪化するタイプ

このタイプは冷えて生理が順調に行なわれなくなっています。まずは生活面で足腰を冷やさないようにすること。生ものや冷たいものの飲食は控えましょう。体を根本的に温めるために**太渓**（Ⓢ）、**三陰交**（Ⓢ）を使います。お灸をするとさらにいいでしょう。

その他の症状

□下腹部が冷える
□寒がりである
□下痢気味になることがある

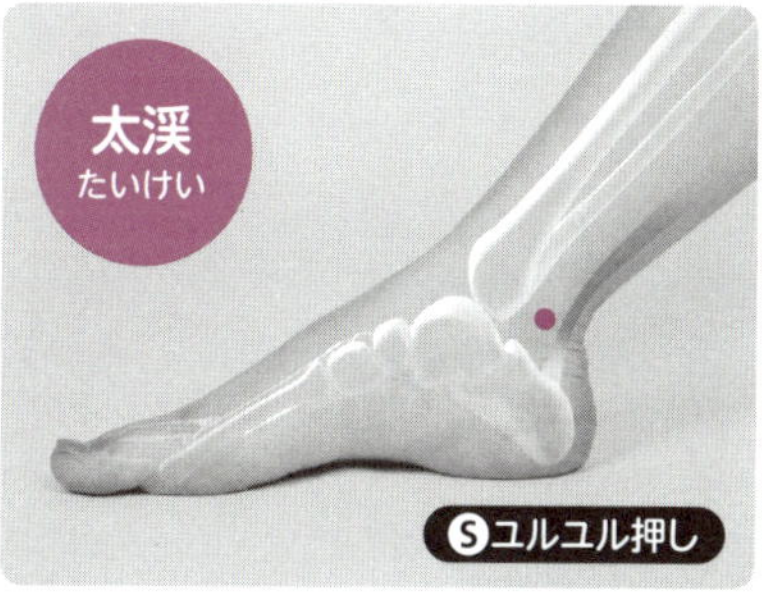

内くるぶしとアキレス腱の間にある凹み

Ⓢユルユル押し

尿漏れ

この症状は、基本的には老化によって腎と膀胱の機能が低下して起こると考えられます。また脾という臓は、汗、尿、血などが不必要に外に漏れないようにする働きがあり、この機能低下も原因のひとつと考えられます。

そこで腎・膀胱の機能を高めるために**太渓**（Ⓢ）、**京骨**（Ⓢ）、脾に対しては**太白**（Ⓢ）を使ってみましょう。

太白《たいはく》

足の親指の内側のでっぱりのかかと側の際

Ⓢユルユル押し

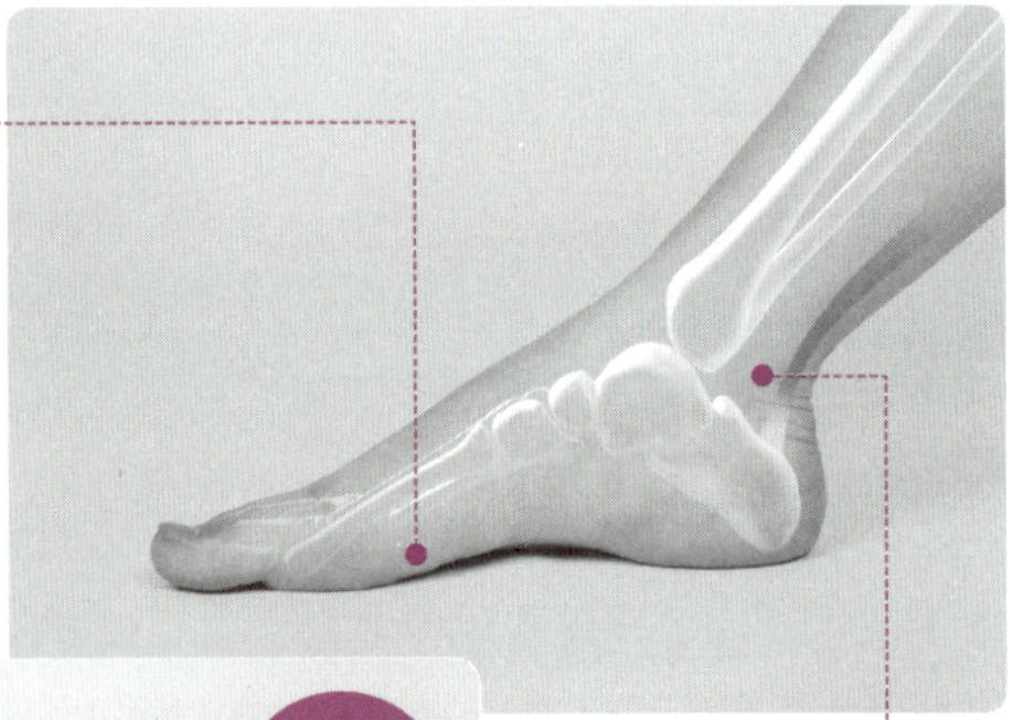

太渓《たいけい》

内くるぶしとアキレス腱の間にある凹み

Ⓢユルユル押し

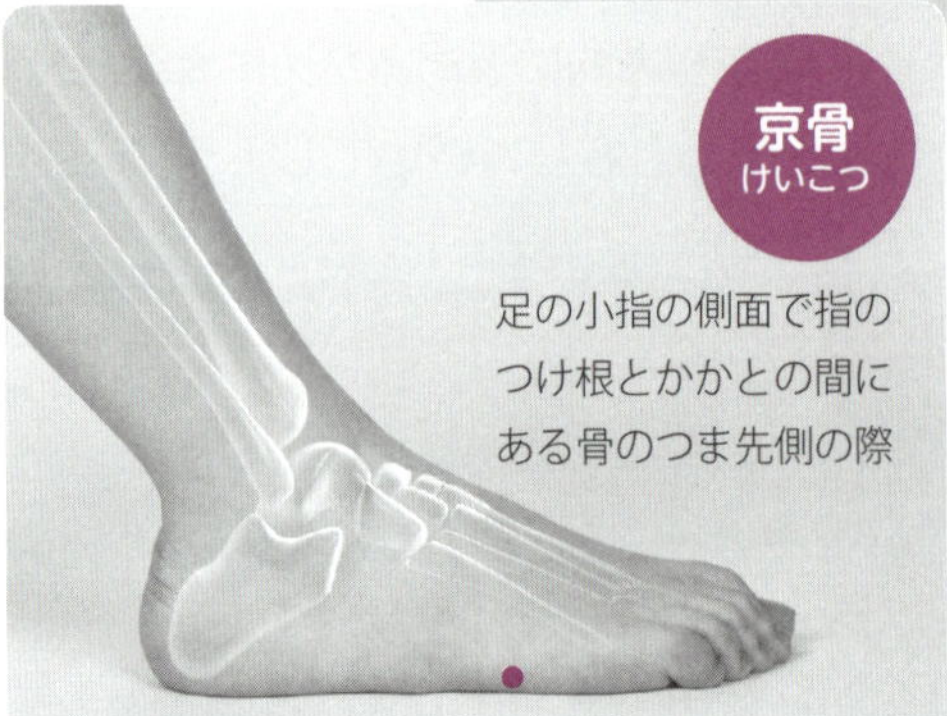

京骨《けいこつ》

足の小指の側面で指のつけ根とかかとの間にある骨のつま先側の際

Ⓢユルユル押し

つわり

妊娠によって生理がなくなり定期的に排泄されていた血が排泄されないため、気が上がって胃にくる場合や、肝の血が不足して肝の機能が低下し胃に影響がでる場合などがあります。いずれも**足三里**（Ⓗ）と**内関**（Ⓗ）で症状が軽くなります。

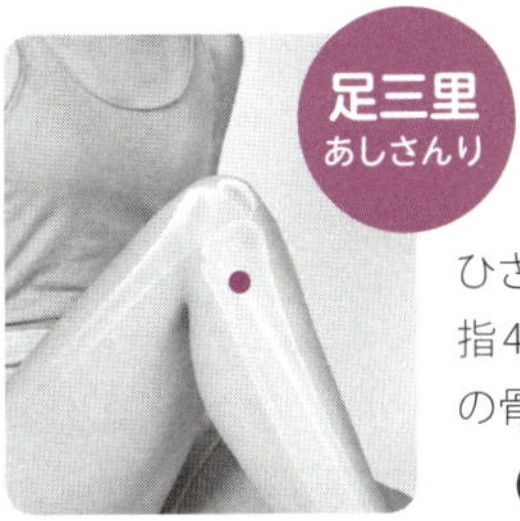
足三里
あしさんり
ひざのお皿の下から指4本分下で、すねの骨の指1本分外側

Ⓗグリグリ押し

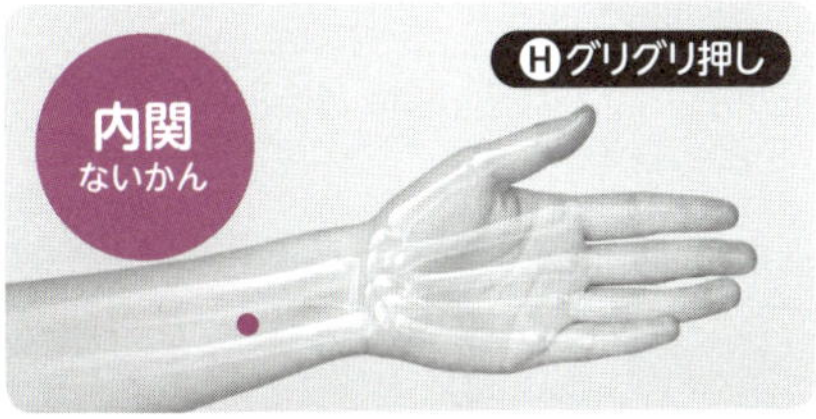
Ⓗグリグリ押し
内関
ないかん
手のひら側の手首の太いシワの真ん中から指3本分ひじ寄り

ホットフラッシュ

更年期の女性に多い症状で、急に顔がカーッと紅潮したり、頭に血が上った状態になったりする症状です。

東洋医学的に身体の熱と寒はそれぞれ心と腎が担っており、このバランスが崩れるとこのような症状が出やすくなります。心経の原穴である**神門**（Ⓢ）と腎経の原穴である**太渓**（Ⓢ）を使って、身体の寒熱、ひいては陰陽のバランスを調えましょう。

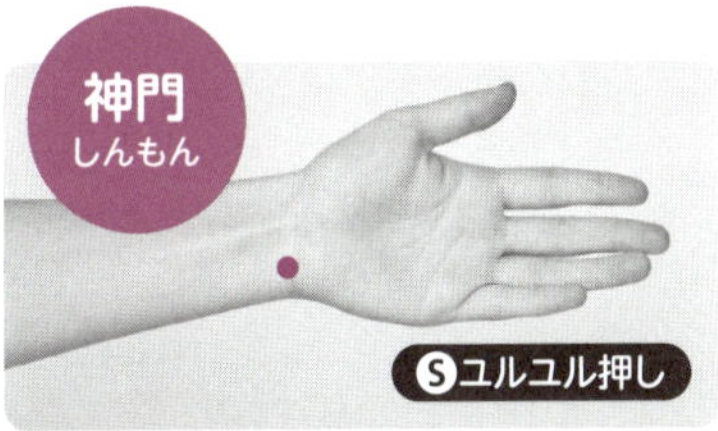
神門
しんもん
Ⓢユルユル押し
手のひら側の手首にできるシワの上で、小指寄りにある小さな骨の親指側の際

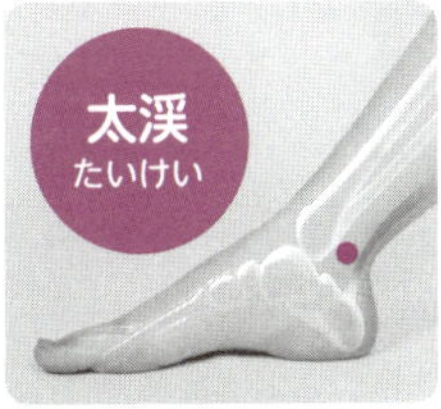
太渓
たいけい
内くるぶしとアキレス腱の間にある凹み

Ⓢユルユル押し

乗り物酔い

乗り物酔いで起こる悪心・嘔吐は基本的には胃の不調です。効果的なツボをふたつご紹介しましょう。

乗り物酔いには、**内関**（Ⓗ）と**蠡溝**《れいこう》（Ⓗ）が効きます。左右を較べて、より痛みの強いほうをグリグリ押してみてください。

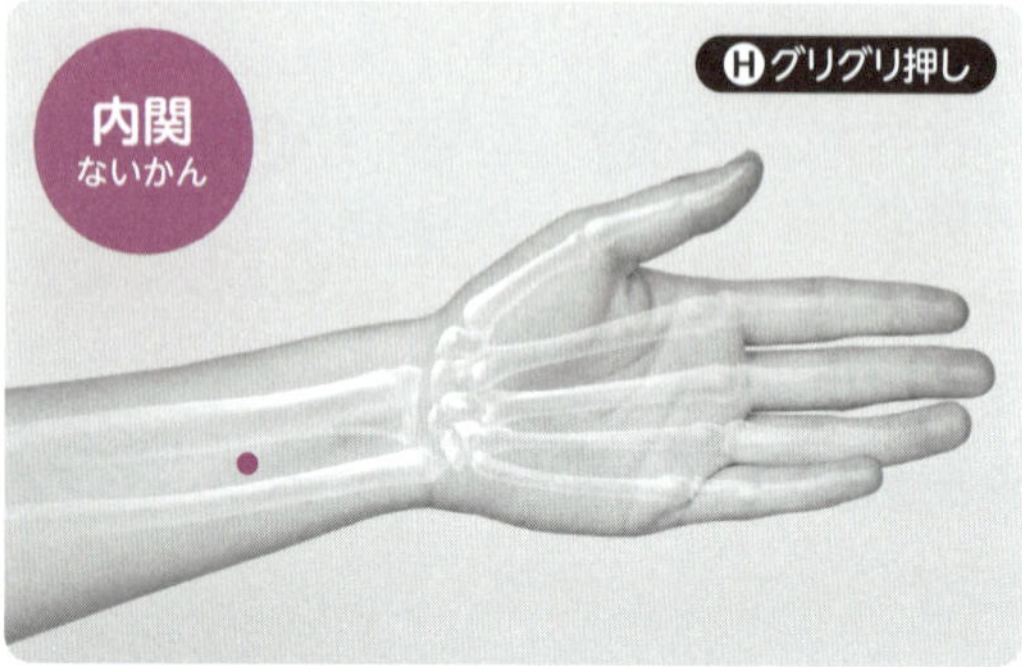

手のひら側の手首の太いシワの真ん中から指３本分ひじ寄り

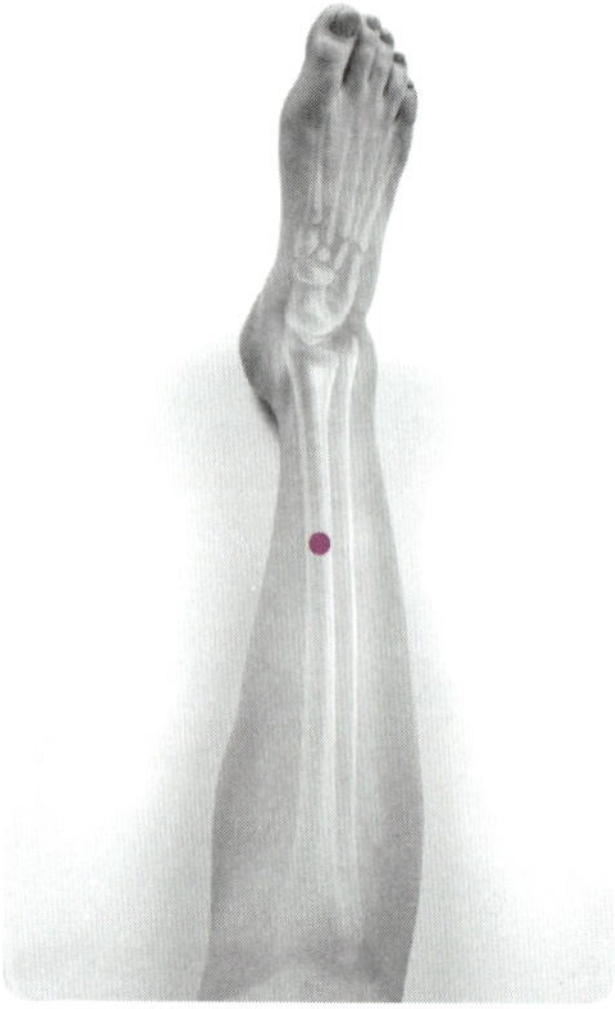

蠡溝
れいこう

内くるぶしの高いところとひざのお皿との間を３等分して下から3分の１の骨の上

Ⓗグリグリ押し

第4章

【タイプ別】かかりやすい「病気」、気をつけるべき「ツボ」

東洋医学では、傾向や体質によって
8つのタイプに分けています。あなたはどのタイプですか?
本章ではタイプ別にかかりやすい病気と
それを防ぐための方法や、おすすめの食材、
気をつけたほうがいいことをご紹介しています。

寒《かん》タイプ

このタイプの特徴

身体が冷えて体力がないのがこのタイプ。身体の熱のもととなる陽の気が不足しています。つまり冷え症。寒さに弱く、冬になると体調が悪くなりがちで、夏のクーラーも苦手。体型はどちらかというと華奢《きゃしゃ》で色白。

かかりやすい病気と覚えておきたいツボ

体が冷えやすく、風邪をひいたり下痢などになったりしやすいので、冷えには注意が必要です。

CHECK!

- □寒がりで冬が苦手
- □手足が冷たい
- □温かい飲み物や食べ物が好き
- □顔色が青白い
- □身体がむくみがち（とくに下半身）
- □トイレが近い
- □下痢をしがち、もしくは軟便
- □尿の量が多い

覚えておきたいツボは、元気を増して体を温める**太渓**と**足三里**。

気をつけたいポイント

このタイプは、とにかく体を冷やさないように注意する必要があります。とくに冷やしてはいけないのは足腰です。夏でも靴下をはくように心がけましょう。

おすすめの食材

生姜、ねぎ、胡椒、唐辛子、シナモン、クローブ、牛肉、鶏肉、えび、にんにく、にらなど

食事上の注意

生もの、南国のフルーツ（マンゴー、パイナップル、キウイなど）、夏野菜、冷たいものはなるべく避けましょう。

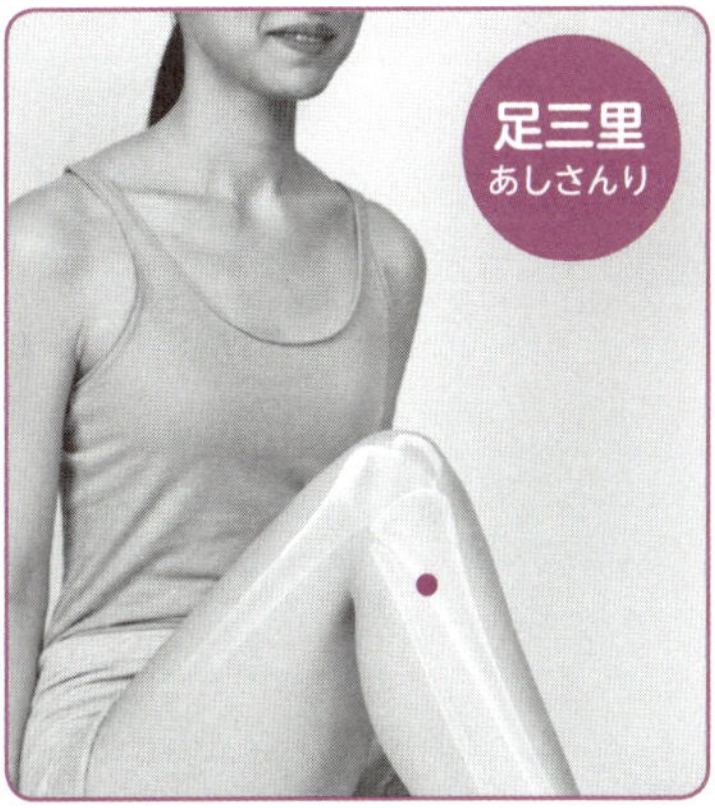

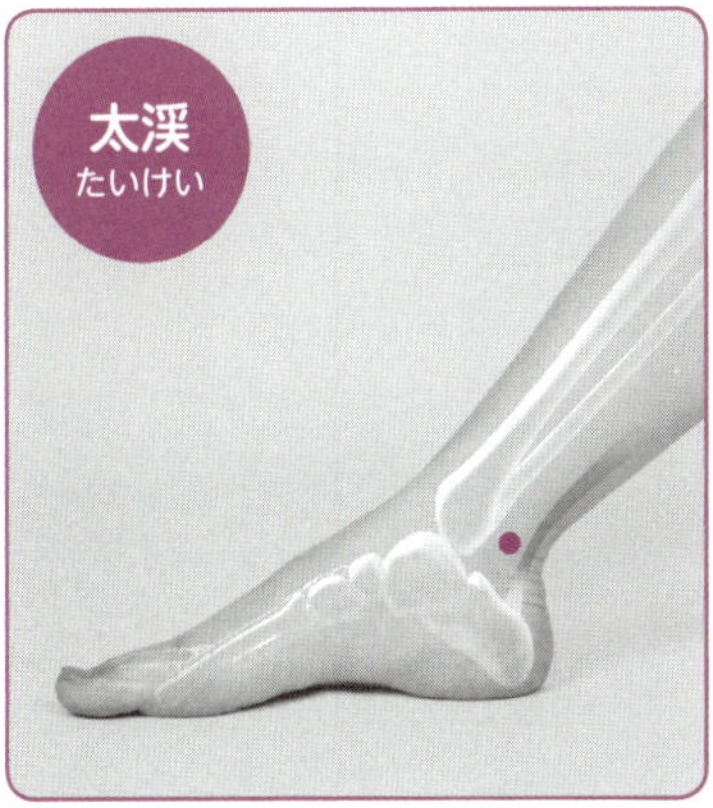

熱《ねつ》タイプ

このタイプの特徴

ストレスや、肉、脂っぽい食事、飲酒によって身体に熱がこもっているのがこのタイプ。暑がりで汗っかきのため、夏は苦手。食欲が旺盛。吹き出物、炎症などを起こしやすい。がっちりとした肥満体型の人が多いです。

かかりやすい病気と覚えておきたいツボ

このタイプは体の熱の影響で傷口が化膿《かのう》しやすかったり炎症が起こりやすかったりします。体力はあ

CHECK!

- □暑がりである
- □のどがすぐ渇く
- □イライラして怒りっぽい
- □顔色が赤っぽい
- □血圧が高い
- □汗っかき
- □尿の色が濃い
- □便秘がち、もしくは便が固い

るのですが、体にあまり熱をためすぎないように注意する必要があります。
覚えておきたいツボは、冷えを取る**合谷**と**曲池**。

気をつけたいポイント

食事の量や飲酒などを控えめにして、体に不必要な熱が生じないようにしましょう。

おすすめの食材

緑豆、葛《くず》、はとむぎ、ミント、菊花、豆腐、きゅうり、冬瓜、セロリ、大根、すいか、梨、メロン、バナナ

食事上の注意

味の濃いもの、脂っぽいもの、飲酒は体に熱を生みやすいので控え、熱を取ってくれる野菜などを食べるよう心がけましょう。

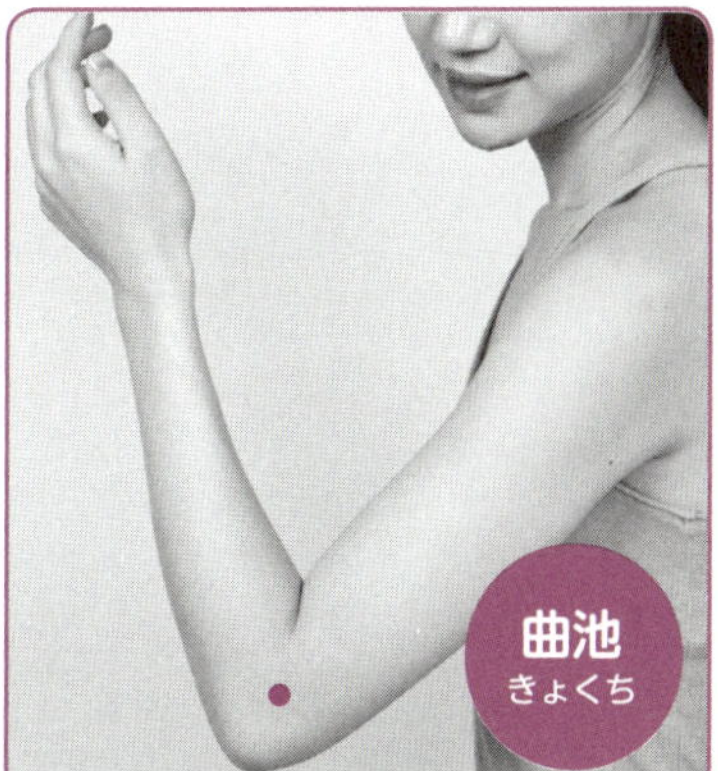

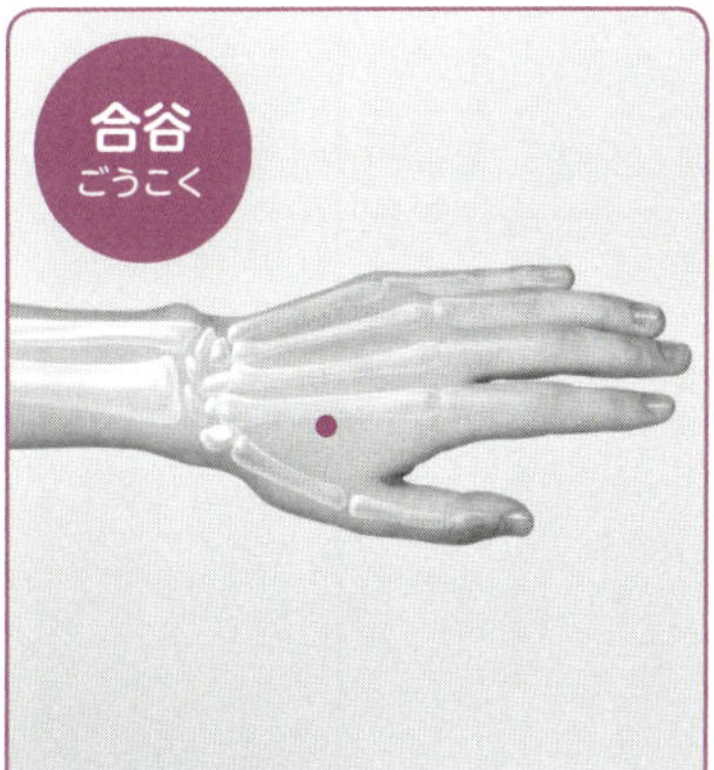

気《き》虚《きょ》タイプ

このタイプの特徴

人間のエネルギーのもとである「気」が不足しているタイプ。身体がだるくなりがちで、やる気が出ないこともあります。体型は細身で元気のない人が多いです。

かかりやすい病気と覚えておきたいツボ

このタイプは胃腸が弱く、疲れやすくて風邪などをひきやすいのが特徴です。

覚えておきたいツボは、胃腸を強くして元気にな

CHECK!

- □動くと汗が出やすい
- □呼吸が浅くて息切れしやすい
- □昼間から眠気がする
- □風邪をひきやすい
- □声が小さい
- □胃腸が弱い
- □疲れやすく、気力が出ない
- □下痢をしやすい

るための**足三里**と**三陰交**。

気をつけたいポイント

このタイプは疲れを残さないように休息をきちんと取ることが大切です。

おすすめの食材

棗《なつめ》、高麗人参、牛肉、鶏肉、やまいも、米、もち米、黒きくらげ、ごま

食事上の注意

温かくて消化のよいものを適量食べるようにしましょう。食べ過ぎは禁物です。

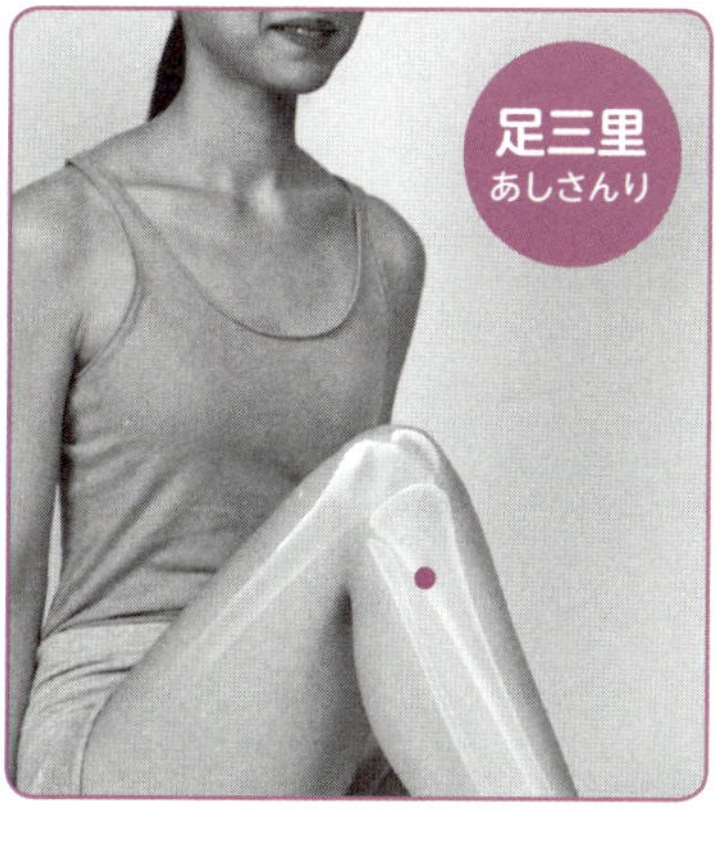
足三里
あしさんり

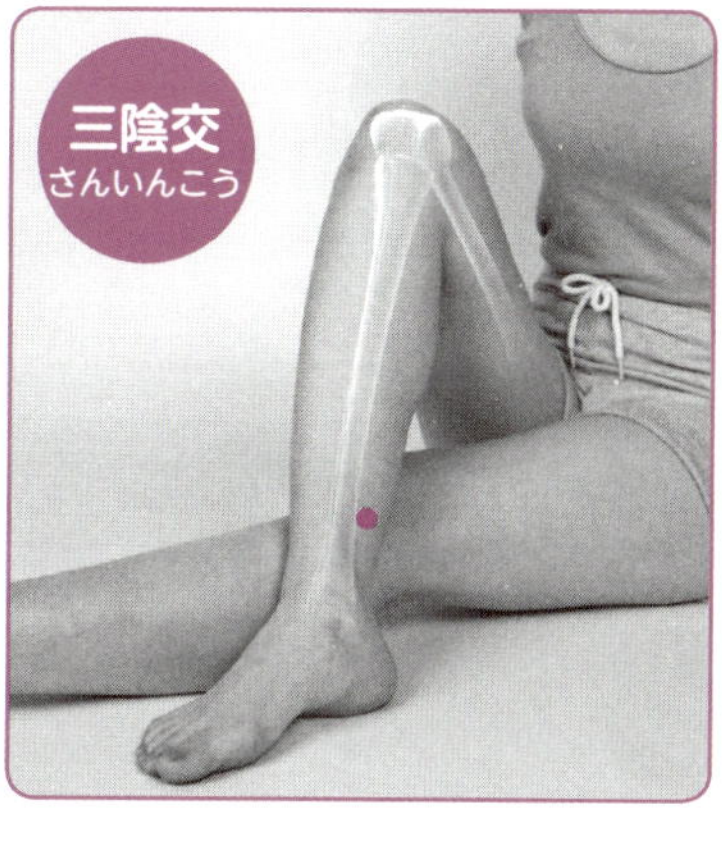
三陰交
さんいんこう

気《き》滞《たい》タイプ

このタイプの特徴

ストレスなどによって気の流れが悪くなっているのがこのタイプ。お腹や胸が張る、ゲップやおならがよく出る、不眠、イライラして怒りっぽいなどが特徴です。細身で筋肉質な体型で、神経質な人が多いです。

かかりやすい病気と覚えておきたいツボ

このタイプは不眠症や精神的に不安定になりやすいのが特徴です。うつ病などにも気をつける必要が

CHECK!

- □ため息が多い
- □イライラしやすい
- □げっぷやおならがよく出る
- □脇腹や胸が張る（生理のときなど）
- □ストレスがたまりやすい
- □生理前にイライラしやすい
- □便秘気味
- □生理の周期が一定しない

あります。

覚えておきたいツボは、気の流れをよくする**合谷**と**太衝**。

気をつけたいポイント

このタイプは、気の流れをよくするために軽めの運動を心がけましょう。ストレスがたまると精神的に不安定になりやすいので、積極的に楽しいことや好きなことをするといいでしょう。

おすすめの食材

陳皮《ちんぴ》、ジャスミン、シナモン、柑橘《かんきつ》類、牡蠣《かき》、みょうが、しそ、春菊、ゆず、レモン

食事上の注意

気の流れをよくする薬味やスパイスなどがおすすめ。とくに柑橘類は気を流す働きがあります。

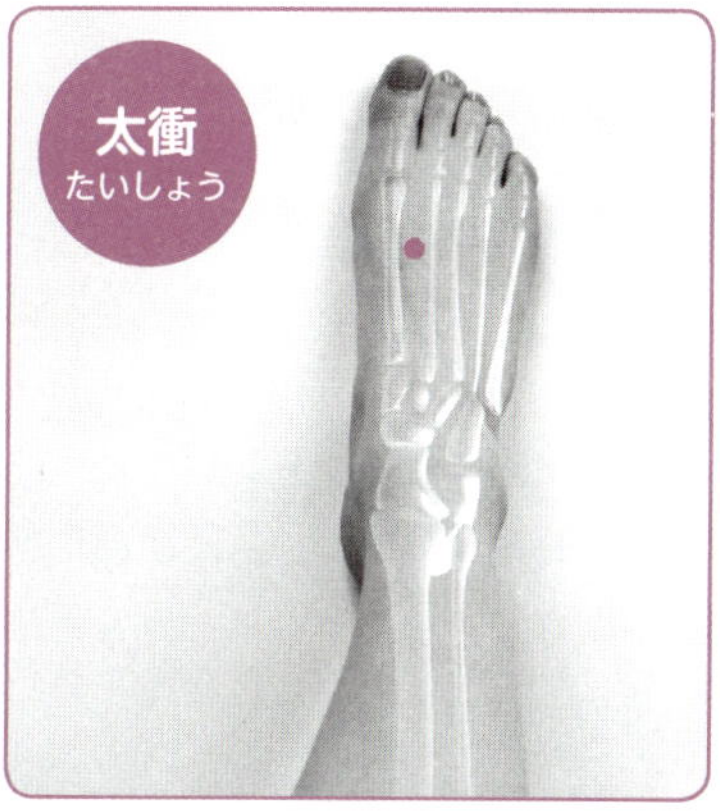

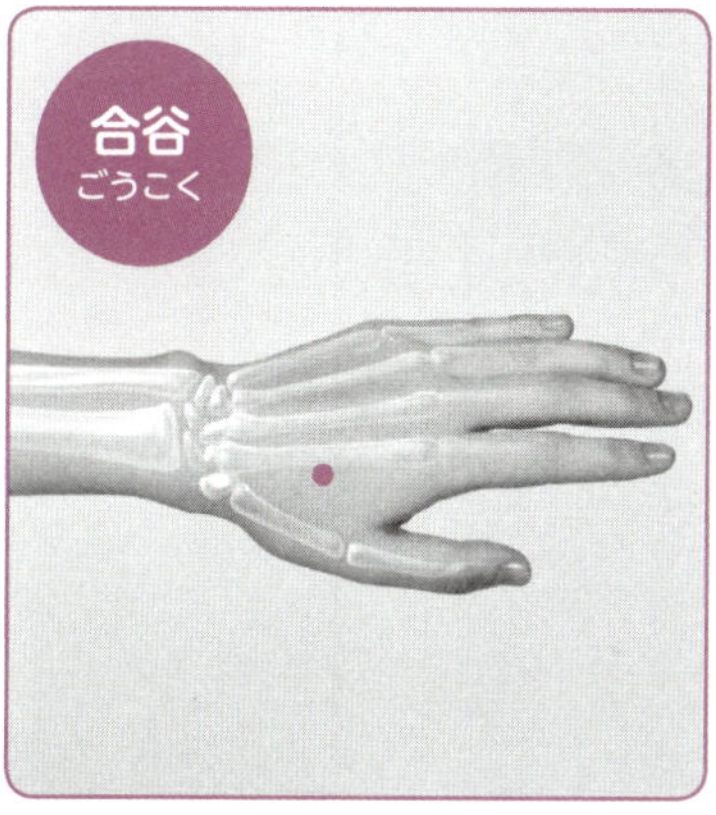

血《けつ》虚《きょ》タイプ

このタイプの特徴

身体に栄養を巡らせる血が不足しているのがこのタイプ。立ちくらみやふらつき、肌荒れや髪のパサつき、爪の不調などとともに、精神的に不安定になる場合もあります。顔色がすぐれず、やせ形の人が多いです。

かかりやすい病気と覚えておきたいツボ

このタイプは基本的に血が不足していますので、貧血などになりやすく、低血圧などの可能性も高い

CHECK!

- □立ちくらみしやすい
- □目が疲れやすく乾燥しやすい
- □爪の色が白っぽくて割れやすい
- □肌が乾燥しやすい
- □手足の引きつりやしびれを感じる
- □月経血が少なく、生理が遅れがち
- □眠りが浅い、夢をよく見る
- □髪がパサつく

でしょう。
覚えておきたいツボは、血を補う力のある**三陰交**と**血海**。

気をつけたいポイント

血の不足は食事で積極的に補うようにしましょう。また、睡眠をしっかり取ることを心がけてください。

おすすめの食材

黒きくらげ、金針菜、棗《なつめ》、黒ごま、レバー、卵、鶏肉、骨付き肉、赤みの肉、牡蠣、牛乳、小松菜、ほうれん草、ナッツ、プルーン

食事上の注意

栄養バランスが偏らないようにし、肉類や卵も適度に摂ることが大切。野菜は緑が濃いものがよいです。

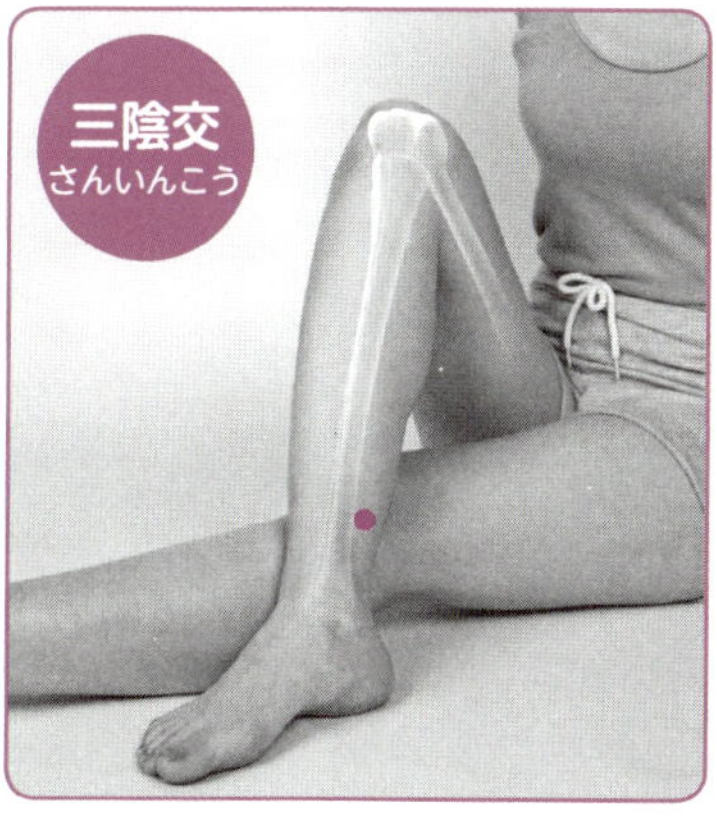

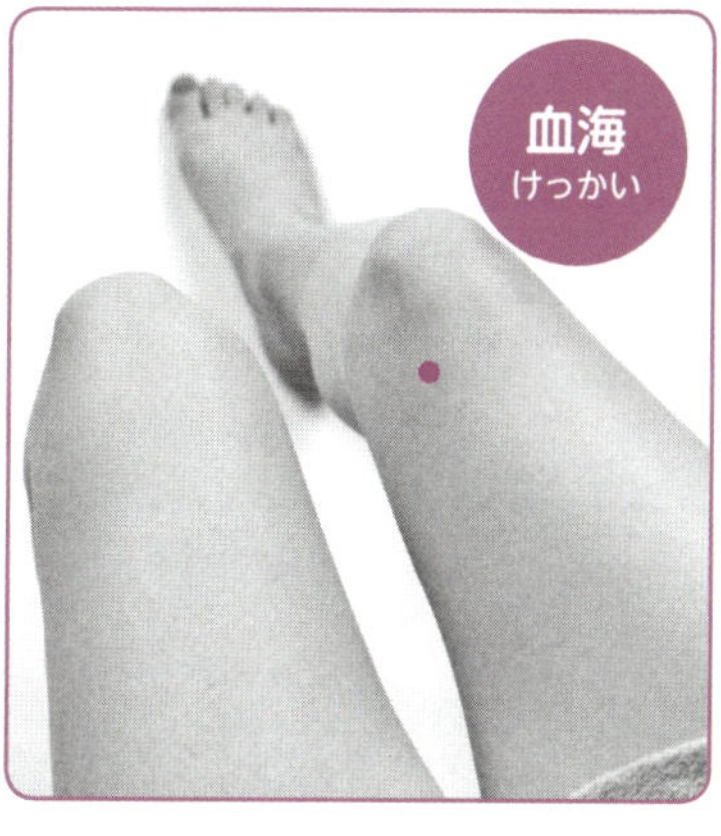

血《けつ》瘀《お》タイプ

このタイプの特徴

ストレスや冷え、甘いもののせいで血の流れが悪くなって停滞しているのがこのタイプ。首、肩のコリがひどく、皮膚は黒っぽくサメ肌で目の下にクマができやすいのが特徴。顔色がすぐれず、シミができやすく、日焼けあとが黒く残りやすいです。

かかりやすい病気と覚えておきたいツボ

血の流れが悪いので、ひどくなれば脳梗塞《こうそく》や心筋梗塞などを起こす可能性があります。

CHECK!

- □シミや日焼けのあとが残りやすい
- □青アザができやすい
- □肌がカサカサする
- □肌の色がくすんでいる
- □首や肩がこる
- □目の下にクマができやすい
- □生理痛がつらい
- □生理の血にかたまりが出る

覚えておきたいツボは、気と血を流す目的で**合谷**と**三陰交**。

気をつけたいポイント

血の巡りが悪くなる原因のひとつは、気の流れの停滞です。流れをよくするためにはストレスの解消がいちばん。ストレスをためない生活を心がけましょう。

おすすめの食材

べにばな、山査子《さんざし》、ウコン、シナモン、小豆、黒きくらげ、玉ねぎ、にら、にんにく

食事上の注意

生もの、冷たいもの、甘いものは身体を冷やし血行を悪くするのでなるべく避けましょう。

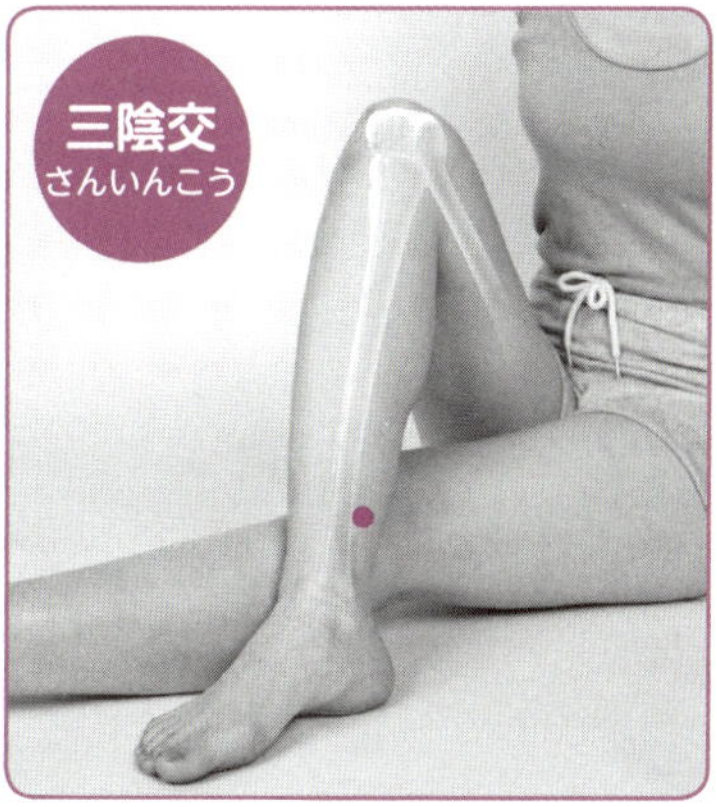

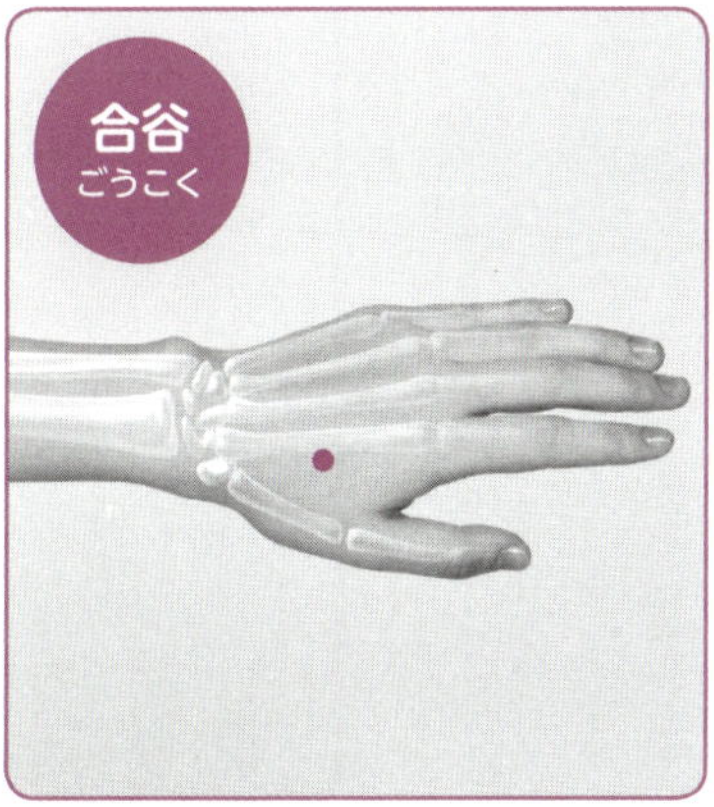

陰《いん》虚《きょ》タイプ

このタイプの特徴

身体にうるおいをもたらす陰の気が不足しているため、身体の水分が不足してほてるのがこのタイプ。のどや目の機能の不調、空ぜきが出たり、寝汗をかいたりしやすく、なんとなく夕方以降熱っぽくなることが多いのが特徴。皮膚や髪が乾燥していることが多いです。

かかりやすい病気と覚えておきたいツボ

このタイプは不眠症などに気をつける必要があり

CHECK!

- □皮膚が乾燥しやすい
- □のどが渇くことが多い
- □のぼせやすい
- □手のひらや足の裏がほてる
- □疲れると微熱が出る
- □寝汗をよくかく
- □不眠傾向にある
- □便が固いことが多い

ます。

覚えておきたいツボは、体の陰を補う目的で**太渓**と**三陰交**。

気をつけたいポイント

体の陰分を補うために、適度な水分をなるべく常温以上で取ることが大切です。また陰を補うために夜は早めに寝て、十分な睡眠を確保しましょう。

おすすめの食材

クコ、松の実、白きくらげ、黒きくらげ、豚肉、すっぽん、豆腐、豆乳、ゆり根、トマト、梨

食事上の注意

香辛料や刺激物などは身体のうるおいを消耗するのでなるべく避けましょう。

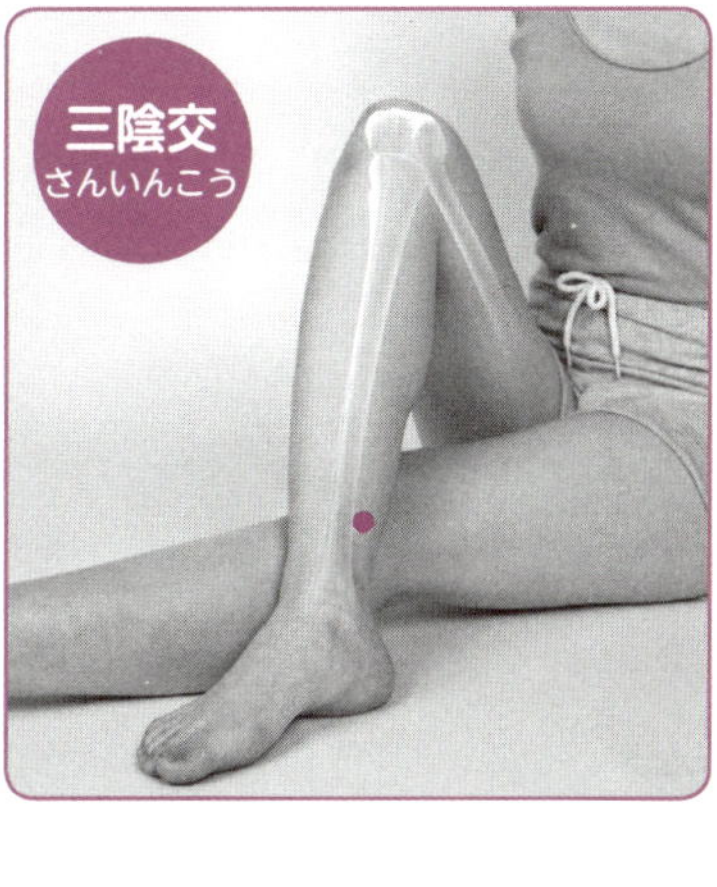

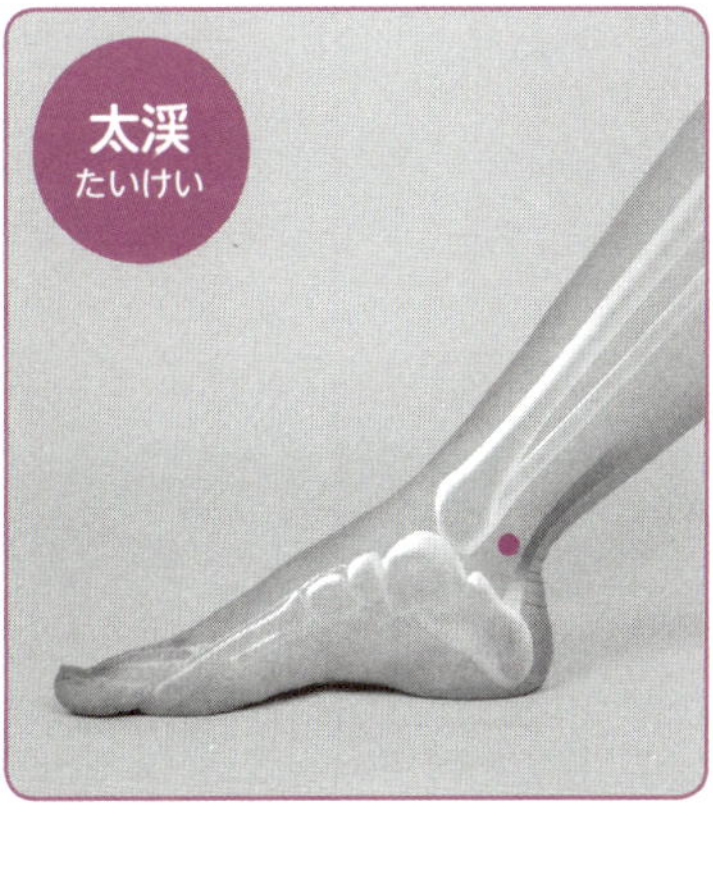

水《すい》滞《たい》タイプ

このタイプの特徴

水が体内に停滞することで水毒に変化していろいろと不調を起こすのがこのタイプ。水は重くて冷たいので、代謝が悪くなると下半身がむくみ、足が冷え、湿度が高い日に調子が悪くなることが特徴です。色白で肥満体型でむくんでいることが多いです。

かかりやすい病気と覚えておきたいツボ

このタイプの代表的な症状はむくみです。また頭痛、めまい、下痢、倦怠《けんたい》感なども起こりやすいでし

CHECK!

- □雨や湿度の高い日に体調が悪い
- □全身がむくみがち
- □身体が重くだるい
- □身体が全体的に冷たい
- □軟便がち
- □おりものが多い
- □トイレの回数が多い
- □お腹がチャプチャプ鳴るときがある

ょう。

覚えておきたいツボは、水の停滞を解消する**豊隆**と**足三里**。

気をつけたいポイント

体にため込まれた水の影響で気温に左右されやすく暑がりで寒がりの傾向があります。体質を改善するためには水分のとり過ぎを避けることと、適度な運動を取り入れることが必要です。

おすすめの食材

はとむぎ、緑豆、小豆、あさり、しじみ、冬瓜《とうがん》、大豆、海草、海苔《のり》、すいか、ぶどう

食事上の注意

水分をとり過ぎないよう注意し、身体を温めて代謝をよくしましょう。味では「淡」（薄味）に利尿作用があるので、味付けを薄くするよう心がけましょう。

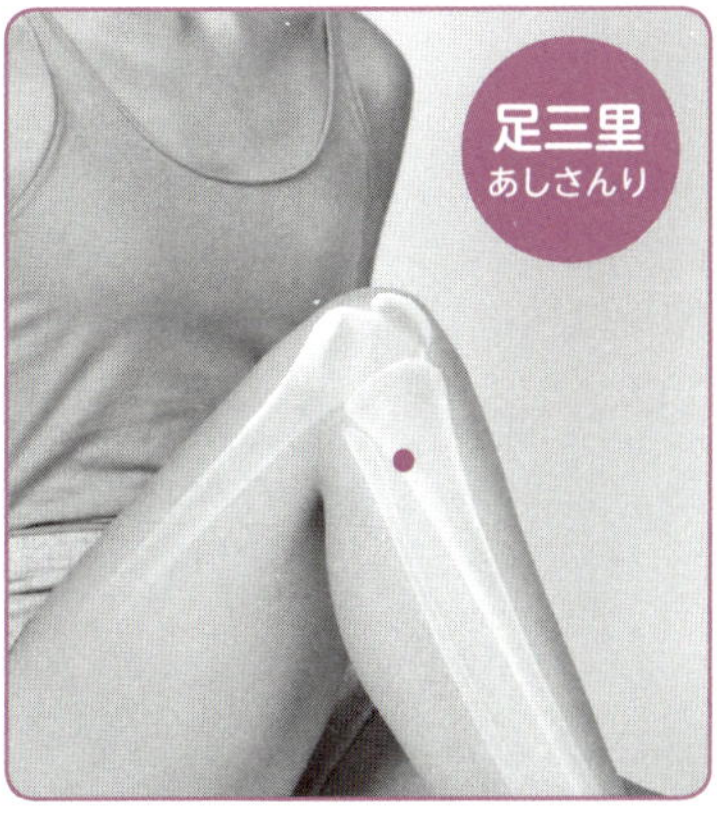

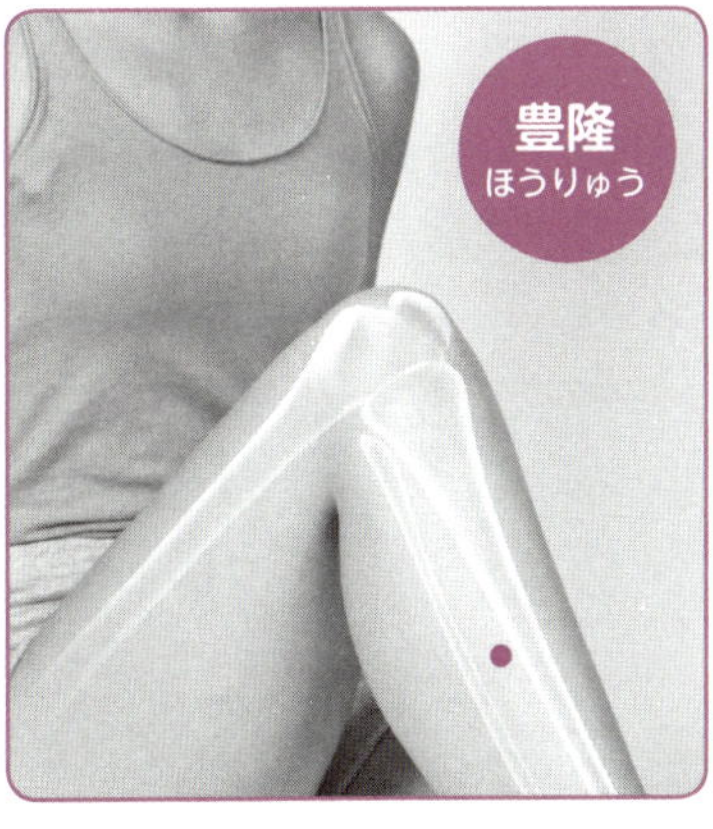

著者あとがき

島田淑子

ある深夜のこと。私は突然、胃の激痛で目が覚めました。しばらくじっとしていたのですが、痛みはいっこうに治まる気配がありません。それどころか、やがてその痛みは背中、あご、そして奥歯へと広がってきたのです。「これはいくら待っていても治まりそうにない」と思った私は、夫をたたき起こして、「なんとかして!」と治療をお願いしました。

心地いい眠りから無理矢理起こされた夫は、「なるべく手間がかからないよう、少ないツボで治してやろう」と思ったそうで、鍼を打つために「ひざ上」のツボを触って反応を診はじめました。すると、どうでしょう? まだ、鍼を打つ前だというのに、先ほどの状態がウソのように、胃の激痛がスーッとひいていったのです。このとき、夫が使ったツボはひざ上にある「梁丘《りょうきゅう》」という胃のツボでした。「胃の急激な症状の際に使いなさい」

というお役目があります。この一件があってから、私はますます「ツボはホントにあるものなのだな。そして、身体の臓腑と密接に関係していて、即効性があるものだな」と確信するようになりました。身をもって体験した、と言ってもいいでしょう。

西洋科学では「東洋医学にはエビデンス（根拠）がない」とよく言われますが、東洋医学は3000年もの間効果のデータを蓄積してきた「実証医学」です。つまり、3000年分もの東洋医学的効果データに基づいて成り立っているというわけです。その素晴らしい医学を少しでも多くのみなさんに知っていただき、生活に活かしていただきたい、と思って書いたのがこの本です。

本書では、東洋医学が編み出した「ツボ」の説明や効果・効用を、誰にでも簡単にご理解いただけるよう、なるべく詳しく、そしてわかりやすくまとめました。さらに、「ひじ下」「ひざ下」という、自分で気軽に触ることができ、かつ効果の高い箇所を選んでご紹介しています。

毎日の生活に取り入れていただき、ちょっとした身体の不調や病気などを取りのぞいていただきたいと思います。

監修者あとがき

島田力

私は鍼灸師として、鍼とお灸を用いながら、日々、患者さんの身体の不調を治しています。そんな私がいつも思うのは、「もう少し早く治療に来てくれればいいのに」ということです。普段の生活のなかで、もうちょっとでもいいから、自分の身体を気遣ってあげる時間をつくってほしい、というのが偽らざる実感です。

この本はそのような方々のお役に立てればと思って書きました。治療を受けたり休んだりする暇がないときでも、ツボをちょっと押してあげることで、体調がずいぶん回復するはずです。その際、ツボをただ強く押せばいいわけではないので、私が普段治療の際に取り入れているコツやツボの探し方などを、余すことなく書きました。

ツボの本が世の中にたくさんあるなかから、本書を手に取っていただきありがとうございました。また、本書を上梓するにあたって、柴田恵理さんには企画から編集まで大変お世話になりました。この場をお借りしてお礼申し上げます。

最後に東洋医学の古典である『黄帝内経』のなかの私の好きな言葉を皆さんにお送りしたいと思います。

恬憺《てんたん》虚無なれば真気これに従い、
精神内に守れば、いずくんぞ病従い来らんや
(こころを安らかに虚無の状態にしていれば、真気が充実しているので精神もまた内を守り、病気が入ってくることができるわけがない)

【著者プロフィール】
島田淑子　（しまだ・すみこ）
鍼灸師、国際中医薬膳師、日本かっさ協会、
東洋医学ライフクリエイティブ協会会長
病院、エステサロン、大手化粧品メーカー研究所勤務を経て、都内に「KI・RYU」を開業。その後「日本かっさ協会」設立。中国古来のかっさ療法を独自にアレンジした「島田流かっさマッサージ」を開発し、日本に広めた第一人者。著書は多数あり、累計部数は30万部を超える。
糖質オフ・薬膳・発酵を使った食のオリジナルメソッド「東医食膳・フィットフード」を考案、現在は東洋医学を柱にした生活全般をプロデュースしている。2014年6月、北鎌倉に「東洋医学スクール・トリートメント・カフェ気流」をオープン。様々なセミナー活動も行なう。

【監修者プロフィール】
島田　力　（しまだ・つとむ）
スクール・トリートメント・カフェ気流代表、鍼灸師、東洋医療系教員資格
北海道大学で中国古典に関する基礎知識を身に付けた後、日本伝統鍼灸学会会長だった父・島田隆司の影響で東洋医学の世界に。父の代から古典に造詣が深い。東京衛生学園専門学校で鍼灸師と教員の資格を取得し、母校に奉職。同校を退職後、アメリカにわたり鍼灸教育の現状視察を行なう。帰国後は鍼灸専門学校で講師を務める傍ら、医師とともに在宅での鍼灸臨床に取り組む。宮城県涌谷町町民医療福祉センター東洋医学外来設立に尽力。現在はスクール・トリートメント・カフェ気流の代表として、一般の方々に東洋医学を普及するため、幅広く活動中。

日本かっさ協会　http://j-kassa.jp/
気流・東洋医学ライフクリエイティブ協会　http://kiryu-bws.jp/

長生きしたければひじ下ひざ下を押しなさい

2015年4月1日　第1刷発行

著　者　島田淑子
監修者　島田　力
発行者　唐津　隆
発行所　株式会社ビジネス社
〒162-0805　東京都新宿区矢来町114番地
神楽坂高橋ビル5F
電話　03-5227-1602　FAX 03-5227-1603
URL　http://www.business-sha.co.jp/

〈印刷・製本〉モリモト印刷株式会社
〈編集担当〉本田朋子〈営業担当〉山口健志

ISBN978-4-8284-1805-6